儿童血液净化
标准操作规程

第 2 版

主　编　沈　颖　吴玉斌
副主编　徐　虹　刘小荣

U0212265

人民卫生出版社
·北京·

版权所有，侵权必究！

图书在版编目（CIP）数据

儿童血液净化标准操作规程 / 沈颖，吴玉斌主编
. —2 版 . —北京：人民卫生出版社，2020.11
ISBN 978-7-117-30765-9

Ⅰ.①儿… Ⅱ.①沈…②吴… Ⅲ.①小儿疾病 —血
液透析 —技术操作规程 Ⅳ.①R725.5-65

中国版本图书馆 CIP 数据核字（2020）第 200671 号

人卫智网	www.ipmph.com	医学教育、学术、考试、健康， 购书智慧智能综合服务平台
人卫官网	www.pmph.com	人卫官方资讯发布平台

儿童血液净化标准操作规程
Ertong Xueye Jinghua Biaozhun Caozuo Guicheng
第 2 版

主　　编：沈　颖　吴玉斌
出版发行：人民卫生出版社（中继线 010-59780011）
地　　址：北京市朝阳区潘家园南里 19 号
邮　　编：100021
E - mail：pmph @ pmph.com
购书热线：010-59787592　010-59787584　010-65264830
印　　刷：三河市潮河印业有限公司
经　　销：新华书店
开　　本：787×1092　1/32　印张：9.5　插页：4
字　　数：213 千字
版　　次：2013 年 9 月第 1 版　2020 年 11 月第 2 版
印　　次：2020 年 12 月第 1 次印刷
标准书号：ISBN 978-7-117-30765-9
定　　价：46.00 元

打击盗版举报电话：**010-59787491　E-mail：WQ @ pmph.com**
质量问题联系电话：**010-59787234　E-mail：zhiliang @ pmph.com**

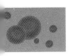

编者名单 (按姓氏汉语拼音排序)

党西强　中南大学湘雅二医院

焦莉平　首都医科大学附属北京儿童医院

焦雅辉　国家卫生健康委员会医政医管局

刘小荣　首都医科大学附属北京儿童医院

陆国平　复旦大学附属儿科医院

栾江威　华中科技大学同济医学院附属武汉儿童医院

邵晓珊　贵阳市妇幼保健院

沈　茜　复旦大学附属儿科医院

沈　颖　首都医科大学附属北京儿童医院

陶于洪　四川大学华西第二医院

王　墨　重庆医科大学附属儿童医院

吴玉斌　中国医科大学附属盛京医院

夏正坤　中国人民解放军东部战区总医院

徐　虹　复旦大学附属儿科医院

赵　非　南京医科大学附属儿童医院

赵成广　中国医科大学附属盛京医院

周　萍　哈尔滨医科大学附属第二医院

周建华　华中科技大学同济医学院附属同济医院

编写秘书　侯　玲　中国医科大学附属盛京医院

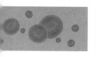

主编简介

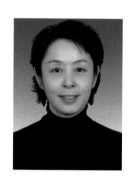

沈　颖　教授

　　主任医师、博士研究生导师。首都医科大学附属北京儿童医院肾脏专业学科带头人。现任中国优生科学协会副会长、中国医疗保健国际交流促进会儿科分会副主任委员、北京医学会罕见病分会副主任委员、北京医学会儿科学分会肾脏病学组组长、北京医学会肾脏病学分会常务委员。中国医师协会儿科医师分会血液净化专业委员会前任主任委员。曾任北京医学会儿科学分会主任委员、中国医师协会儿科医师分会肾脏专业委员会副主任委员等。担任《诸福棠实用儿科学》(第8版)主编。担任《中华儿科杂志》等十余种杂志编委。主持多项国家级、省部级课题。在儿童肾脏疾病诊治及儿童血液净化治疗等方面具有丰富的临床经验及研究成果。

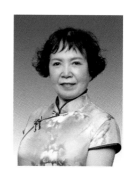

吴玉斌 教授

主任医师、博士研究生导师。中国医科大学附属盛京医院小儿肾脏风湿免疫科学科带头人。现任中国医师协会儿科医师分会儿童血液净化专业委员会主任委员、中国医师协会儿科医师分会委员、中国儿童遗尿疾病管理协作组副主任委员、中国医师协会小儿肾脏专业委员会委员、东北三省内蒙古小儿肾脏免疫协作组主任委员、辽宁省免疫学会儿童免疫分会主任委员、辽宁省中西医结合学会副主任委员。曾任中华医学会儿科学分会第15~17届肾脏学组委员。现任《中西医结合儿科学杂志》副主编。担任《中华临床儿科实用杂志》《中国实用儿科杂志》等多种杂志编委。主持多项国家级、省部级课题，获得辽宁省科学技术进步奖二等奖6项，卫生部科学技术进步奖三等奖3项等。在儿童肾脏疾病、风湿免疫性疾病诊治及儿童血液净化治疗等方面具有丰富的临床经验。

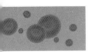

序

在 2008 年 5 月汶川地震的抗震救灾工作中，我们不难发现我国儿童血液净化工作相对于成人有较大的差距。2008年 6 月 1 日，卫生部（现称为国家卫生健康委员会）领导致函中华医学会儿科学分会，明确指出：这次抗震救灾工作表明，我国基层医院和一些综合性医院儿科的临床救治能力还需要大力提高；儿科的人员培训还有待大力加强。这两个"大力"，为我国儿科医疗卫生事业的发展提供了机遇和挑战。建立起一支儿童血液净化的专业技术队伍势在必行。为此，2010 年6 月我们调查了国内 12 所儿童医院和 10 所三级甲等综合性医院的儿科，只有半数的儿童医院和 1 所综合性医院的儿科设有血液净化中心（室）。儿童需要血液净化治疗者大多需依赖成人血液净化中心完成。在其操作中也没有适合儿童的标准操作规程。为加强我国儿童血液净化专业技术的队伍建设，中国医师协会儿科医师分会于 2011 年 3 月组建了儿童血液净化专业学组（2014 年更改名称为儿童血液净化专业委员会）。为了提高儿童血液净化技术的质量安全管理，明确操作规范，儿童血液净化学组于 2013 年 9 月出版了我国第一部

《儿童血液净化标准操作规程》，也即本书的第1版，对培训儿童血液净化专业医护人员起到了重要的指导作用。

随着儿童血液净化技术在儿科肾脏疾病和非肾脏疾病救治中的广泛应用，儿童血液净化专业委员会在长沙、北京、上海、成都、宜昌、济南、银川、郑州等地举办了儿童血液净化学术论坛，交流了技术经验，促进了学科发展。近年来，儿童血液净化专业委员会在全国范围内开展了血浆置换治疗儿童溶血尿毒综合征和血液灌流治疗儿童重症过敏性紫癜，血液净化治疗儿童重症系统性红斑狼疮和噬血细胞综合征等疾病的多中心流行病学调查，制定了《儿童血液灌流临床应用专家共识》和《儿童血浆置换临床应用专家共识》，发表了《血液灌流治疗儿童重症过敏性紫癜的专家共识解读》《儿童化学毒物及生物毒素中毒的血液灌流治疗共识解读》《儿童药物中毒的血液灌流治疗专家共识解读》《血液灌流治疗儿童毒蕈中毒专家共识解读》《免疫吸附治疗儿童重症系统性红斑狼疮的共识解读》《血浆置换治疗儿童肝衰竭专家共识解读》《血浆置换治疗儿童溶血尿毒综合征专家共识解读》《血浆置换治疗儿童神经系统疾病的专家共识解读》《血浆置换治疗儿童重症系统性红斑狼疮专家共识解读》《血浆置换治疗儿童自身免疫性溶血性贫血专家共识解读》和《血浆置换治疗抗中性粒细胞胞质抗体相关性血管炎专家共识解读》，极大地丰富了儿童血液净化技术的临床应用。同时我也感觉到有必要修订《儿童血液净化标准操作规程》一书。当我看到新的书稿呈现在我的面前时,我心潮澎湃!十余年来,全国儿科同道同舟共济,从汶川地震儿童救援到武汉抗疫儿童救治,都充分显现出我国儿童血液净化技术的快速发展。儿科甚至创造了许多新生儿、小婴儿临床救治的奇迹!当主编嘱我写个序言时,我欣然命笔,以圆我十年前的梦想!愿众手浇灌的我国儿童血液净化技术之花在儿科这一充满爱与希望的领域开放得更加绚丽多彩!

易著文

中南大学湘雅二医院儿童医学中心

2020 年 11 月

前　言

为使我国儿童血液净化操作有据可依,2013年9月中国医师协会儿科医师分会儿童血液净化专业学组组织出版了国内第一部《儿童血液净化标准操作规程》,也即为本书的第1版。

医学技术的发展日新月异。近年来儿童血液净化技术发展较快。血液净化已广泛应用于各种儿童肾脏和非肾脏疾病的治疗中。因此《儿童血液净化标准操作规程》也应日益丰富和完善。

本次再版保留了原书的编写初衷:强调儿童血液净化操作规程的科学性、规范性和可操作性,内容上力求简明扼要,操作步骤清晰、详细,尽量做到简单易行;不生搬硬套成人模式,充分结合儿童特点,注重操作规程的个性化需求。再版新增了2018年由中国医师协会儿科医师分会血液净化专业委员会制定的《儿童血浆置换临床应用专家共识》《儿童血液灌流临床应用专家共识》和儿童血液净化常见并发症的诊治相关内容,进一步规范了应用血液净化手段治疗儿童疾病的指征和对其并发症的诊治指导。增加了各种有创操作的知情同意书,以使其更加规范。增加了儿童血管通路的介入治疗等新技术。更新了部分陈旧的概念。

"少年强则国强"——儿童健康是中国梦的起点。在国家卫生健康委员会的领导下,中国医师协会儿科医师分会儿童血液净化专业委员会在本书的编写内容上,更加注重理论与临床实践相结合,增强对儿童血液净化技术临床应用的指导性,力争展示我国当代儿童血液净化技术的理论水平。本次再版汇集了全国各地儿童肾脏和重症医学专家的智慧,在此感谢所有作者的努力和付出。

另外,由于儿科的特殊性,在本书内不可避免地提及部分儿童血液净化使用的商品名称。给出这些名称信息,是为了方便读者参考,并不表示对该产品的认可。

最后,为了进一步提高本书的质量,以供再版时修改,恳切希望广大读者在阅读过程中不吝赐教,欢迎发送邮件至邮箱 renweifuer@pmph.com,或扫描封底二维码,关注"人卫儿科学",对我们的工作予以批评指正,以期再版修订时进一步完善,更好地为大家服务。

沈　颖　吴玉斌
2020 年 11 月

目 录

第一章

儿童血液净化室(中心)管理标准操作规程

第一节 儿童血液净化质量管理标准操作规程

血液净化质量管理要持续改进。需要根据问题制订解决方案,实施方案,发现问题,再重新制订方案。医院及各个监管部门应定期对质量管理的诸方面进行督察,并提出改进意见。

一、医疗机构血液净化室

(一)儿童血液净化室建立及资格认定

1. 开展儿童血液净化治疗的医疗机构必须经过县级或县级以上卫生行政部门的批准,并通过该级卫生行政部门的定期效验。

2. 二级以上医疗机构应配备 10 台以上血液净化机,必须含有 1 台以上用于急诊的血液净化机。血液净化室设置或血液净化机数量发生变化时,应当按照有关规定进行变更。

(二)儿童血液净化室的结构布局

儿童血液净化室(中心)应该按实际需要合理布局,充分考虑合理的人员流向、物品运输通道,以满足各区间的连接,并且应符合医院院内感染质控的要求。相关区域及通道有明确的标识并划分清楚,分为:清洁区、潜在感染风险区、污染区。

1. **清洁区**　医护人员办公区和生活区、水处理间、配液间、清洁库房、治疗准备室。

2. **潜在感染风险区**　透析治疗室、专用手术室/操作室、接诊室/区及患儿更衣室。

3. **污染区**　污物处理室及洁具间。

透析治疗区域应达到《医院消毒卫生标准》(GB15982—1995)中规定的Ⅲ类及以上环境要求。应安静且光线充足。应具备空气消毒或净化装置、空调等。合理设置手卫生设备。应根据透析机的数量保证有合理的使用面积。床间距不小于1.0m。每个透析单元设有氧气及吸引装置、反渗水供给口、排水接口。透析治疗间通道要保证治疗车、轮椅、床等能顺利通过,以保证日常工作的顺利进行。配备设备:血液透析机、水处理设备、抢救设备(心电监护仪、抢救车、除颤仪)。

(三)儿童血液净化室管理规程

血液净化室应建立质量管理体系,遵照国家相关法律、法规,并结合实际情况,制定各项规章制度和人员岗位职责。各净化室(中心)应遵循本管理规程,也可在此基础上结合本单位具体情况,制定更详细的各项规章制度,包括医疗制度、护理制度、病历管理制度、消毒隔离制度、人员培训制度、水处理间制度、库房制度、透析液配制室制度、设备维护制度及各种应急预案制度等。

1. **儿童血液净化室的规章制度、预案和流程**

(1)为了加强管理,血液净化室应建立质量管理体系,遵照国家相关法律、法规,并结合实际情况,制定各项规章制度和人员岗位职责。规章制度应包括医疗制度、护理制度、岗位职责、人员培训制度、消毒隔离制度、透析液和透析用水质量监测制度、感染监测和报告制度、设备设施及一次性使用医疗物品的管理制度、患儿登记和医疗文书管理制度、医务人员职业安全防护管理制度、疫情报告制度及消防制度等。

(2)应急预案和处理流程包括发生停电、停水及火灾等突发事件的处理,以及对传染病、感染性疾病及透析急性并发症的处理等。

2. 儿童透析病例登记及管理

(1)全国血液净化病例信息登记系统为全国血液净化病例信息资料库专门定制的一套信息系统,是为了进行统计分析和质量管理所建立的统一的信息化管理平台。该系统具有方便的结构化查询、统计和规范化的数据导出功能,并配有电子邮件和电子公告板等辅助功能。系统分成三级权限:一级为国家卫生健康委员会和国家肾病专业医疗质量管理与控制中心,可以建立和管理省级用户;二级为省级用户,其对管辖范围内的血液净化中心的病例数据有阅读权限,可以建立和管理其管辖范围的血液净化中心用户;三级为各血液净化中心,用户可以增加、修改、删除本单位的病例,维护单位信息和设备检测记录。

(2)儿童血液净化患者病例信息登记规范:

1)国家卫生健康委员会医政医管局负责全国血液净化病例信息登记管理工作,指定有关单位作为国家卫生健康委员会肾病学专业医疗质量管理与控制中心,具体负责血液净化病例信息统计、分析、维护等工作。定期向全国发布血液净化医疗质量管理与控制信息,指导全国开展血液净化医疗质量管理与控制工作。

2)各医疗机构需保证登记信息的及时性、完整性和真实性,信息登记质量应作为透析患儿管理质量的重要考核指标。

3)各省级卫生行政部门要加强对医疗机构血液净化治疗病例信息上报工作的监督管理,确保信息安全、及时、准确上报。各医疗质量控制中心要加强对医疗机构的技术指导,将信息报送的安全性、及时性、准确性作为血液净化治疗医疗质量控制的重要指标。

3. 儿童血液净化中心感染控制的管理要求

(1)从事儿童血液净化工作的人员应严格贯彻执行国家卫生健康委员会《医院感染管理规范(试行)》《消毒管理办法》《消毒技术规范》及《医疗废物管理条例》等有关规范。

(2)透析治疗室和透析准备室应当保持空气清新,每天进行有效的空气消毒。

(3)为防止交叉感染,患儿使用的床单、被套、枕套、约束带等物品应当"一人一用一更换",每次透析结束,对透析单元内所有的物品表面(如透析机外部、小桌板等)及地面进行擦洗消毒。

(4)乙型和丙型肝炎患儿必须分区、分机进行隔离透析,并配备专门的透析操作用品车,护理人员相对固定。

(5)新入的血液净化患儿要进行乙型肝炎病毒(hepatitis B virus,HBV)、丙型肝炎病毒(hepatitis C virus,HCV)、梅毒及艾滋病感染的相关检查。对于乙型肝炎表面抗原(hepatitis B surface antigen,HBsAg)、乙型肝炎表面抗体(hepatitis B surface antibody,HBsAb)及乙型肝炎核心抗体(hepatitis B core antibody,HBcAb)均阴性的患儿建议给予乙肝疫苗的接种。对于 HBV 抗原阳性的患儿应进一步行 HBV-DNA 及肝功能指标的检测;对于 HCV 抗体阳性的患儿,应进一步行 HCV-RNA 及肝功能指标的检测。

至少每 6 个月复查乙肝和丙肝病毒标志物,每年复查梅毒和艾滋病毒感染指标。

(6)透析管路预冲后必须 4 小时内使用,否则要重新预冲。

(7)重复使用的消毒物品应标明消毒有效期限,超出期限的应当根据物品特性重新消毒或作为废品处理。

(8)严格执行一次性使用物品(包括穿刺针、透析管路、透析器等)的规章制度。

(9)透析废水应排入医疗污水系统。

(10)废弃的一次性物品具体处理方法参照《医疗废物管理条例》及有关规定进行分类和处理。

(四) 儿童血液净化室人员资质标准

血液净化室必须配备具有资质的医师、护士和技师/工程师。工作人员应通过专业培训达到从事血液净化的相关条件方可上岗。

1. 医师

(1)儿童血液净化室应设医疗负责人,全面负责血液净化室医疗质量管理工作。负责人应具备肾脏病学和透析专业知识,应当由具备副高及以上技术职务任职资格的执业医师担任,必须接受过血液净化专业培训。

(2)儿童血液净化室执业医师均应具有 3 个月以上的血液净化工作或培训经历,且经考核合格后方可上岗。

2. 护士

(1)儿童血液净化室应设护理负责人,负责对各项规章制度的督促落实和日常管理。三级医院护理负责人应具有中级及以上专业技术职务任职资格,接受过血液净化专科护士培训,且具备 1 年以上透析护理工作经验。

(2)血液净化室护士必须取得护士执业证书,必须在三级医院接受过血液净化护理专业培训 3 个月以上,经考核合格后方可上岗。

3. 工程师／技师

(1)儿童血液净化室必须配备至少 1 名工程师／技师,根据工作量适当增加工程师／技师数量。

(2)工程师／技师需要具有中专及以上学历,应具有 3 个月以上在三级医院血液净化室工作或培训的经历,考核合格后方可上岗。应具备机械和电子学知识及一定的医疗知识,熟悉血液净化主要设备的性能、结构、工作原理和维修技术。

(3)工程师／技师负责血液净化设备日常维护和质量控制;负责监测透析用水和透析液的质量;负责所有设备运行情况的登记。

4. 保洁员　

儿童血液净化室配置的保洁人员需经规范化培训考核合格后方可上岗,并应对其定期进行培训及考核。

二、血液净化医疗质量管理

1. 对患儿透析前及透析后的体重、血压、体温、穿刺点、动静脉瘘(arteriovenous fistula,AVF)或人造血管的状况都应进行监护。

2. 对血常规,肝、肾功能,血电解质[包括血钾、血钙、血磷、HCO_3^- 或二氧化碳结合力(carbon dioxide combining power,CO_2CP)等],建议每月检查 1 次。一旦发现异常应及时调整透析处方和药物。

3. 贫血指标　建议每 3 个月检查 1 次。一旦发现血清铁蛋白低于 100ng/ml 或转铁蛋白饱和度低于 20%,需补铁治疗。如血红蛋白(hemoglobin,Hb)低于 110g/L,则应调整促红细胞生成素用量,以维持 Hb 于 110~130g/L。

4. 血全段甲状旁腺激素(intact parathyroid hormone, iPTH)监测　建议每3个月检查1次血iPTH水平。血iPTH应维持在150~300pg/ml。

5. 建议血钙维持在年龄相应的正常范围水平内。

6. 建议血磷维持在年龄相应的正常范围水平内。

7. 整体营养评估及炎症状态评估　建议每3个月评估1次。包括检血清学营养学指标、血超敏C反应蛋白(hypersensitive C-reactive protein, hs-CRP)水平、标准化蛋白分解率(normalization protein catabolic rate, nPCR)营养相关的体格检查指标等。

8. 建议每3个月评估1次尿素清除指数(clearance index, Kt/V)和尿素下降率(urea reduction rate, URR)。要求单室尿素清除指数(single pool clearance index, spKt/V)至少为1.2,目标为1.4;URR至少为65%,目标为70%。

9. 必须检查传染病学指标,包括肝炎病毒标记、HIV和梅毒血清学指标。要求开始透析不满6个月的患儿,应每1~3个月检测1次;维持性透析6个月以上的患儿,应每6个月检测1次。

10. 心血管结构和功能测定　包括心电图、心脏超声波、外周血管彩色超声波等检查。建议每6~12个月1次。

11. 内瘘血管检查评估　每次内瘘穿刺前均应检查内瘘皮肤、血管震颤、有无肿块等改变。并定期进行内瘘血管流量、血管壁彩色超声等检查。

(刘小荣)

第二节　血液净化患儿管理标准操作规程

医护人员负责教育家长及患儿遵守透析室规章制度,积极配合医护人员工作,按时来院透析治疗。培训家长在透析间期对患儿的起居、饮食及体重进行管理。

(一)血液净化患儿的营养管理

1. 血液净化患儿营养不良的常见病因

(1)摄食减少和厌食症。

(2)高分解代谢状态。

(3)炎症。

(4)代谢性酸中毒。

(5)血液净化相关原因导致的透析不充分、透析丢失等。

2. 血液净化患儿营养评估

(1)膳食摄入(未来3天饮食记录法和过去3天饮食回顾法)评估。

(2)估计干体重以及按年龄计算的体重百分位数或标准差记分(standard deviation score,SDS)。

(3)按年龄计算的身长或身高百分位数或 SDS 评估。

(4)按身高年龄计算的 BMI 百分位数或 SDS 评估。

(5)对于 3 岁以下的患儿,按年龄计算的头围百分位数或 SDS 评估。

(6)血液净化患儿计算标准化蛋白分解代谢率(normalization protein catabolic rate,nPCR)。

(7)主观综合性评价(subjective global assessment,SGA)。

(8)营养状态的监测频率:血液净化患儿营养状态的评估应每月 1 次。营养状态良好且稳定的血液净化患儿每 3~6 个月评估 1 次。

3. 血液净化患儿的膳食摄入营养治疗

(1)蛋白质摄入量:1.0~1.6g/(kg·d)(据患儿年龄而定),高生物价蛋白质应为 50% 以上。

(2)能量摄入量:总热量 60~110kcal/(kg·d)(据患儿年龄而定)。

(3)脂肪摄入量:每天脂肪供能占比为25%~35%。

(4)维生素摄入:对各种维生素应予以适当补充,特别是水溶性维生素。合并维生素D不足或缺乏的CKD患儿,应补充活性维生素D。

(5)肠内营养:若单纯饮食指导不能达到日常膳食推荐摄入量,应给予适当的口服营养补充剂进行营养补充;若经口补充受限或仍无法提供足够能量,建议给予胃管喂食。

(二)容量管理

血液净化患儿容量管理的目标干体重为净化后可耐受的最低体重。应采取个体化措施,以保持血容量过多与净化时低血容量之间的平衡。

1. 血液净化患儿容量的评估内容

(1)病史和体格检查透析间期体重的变化。注意体重与血压测定,进行肺部听诊及水肿体征检查。

(2)临床检验血清钠、血清钙及血浆钠尿肽浓度测定。

(3)可使用生物阻抗容积描记法、相对血浆容量监测、下腔静脉直径测定等较为精确的方法。

2. 血液净化患儿的容量管理方法

(1)容量管理以控制钠盐摄入为主,限制水、钠摄入量。

(2)避免透析间期体重增加过多,以限制透析时超滤量。

(3)准确评估干体重,防止过量超滤。

(4)在数天到数周期间调整目标体重。

(5)难以降低目标干体重的患儿,可延长透析时间、增加透析频率。

(三)血管通路管理

1. 自体动静脉内瘘的管理

(1)术前避免对腕部以上部位进行血管穿刺和采血。

(2)术后抬高术肢,促进血液回流,及时活动手指,降低血栓形成风险。术后72小时可进行握拳锻炼,促进内瘘成熟。

(3)合并血液高凝状态的患儿,如止血良好,术后可给予低分子量肝素预防血栓形成,注意监测。

(4)术后8~12周,待内瘘成熟后进行穿刺透析。

(5)穿刺前检查内瘘区域皮肤颜色、温度,有无肿胀、疼痛,内瘘震颤及杂音情况,搏动情况。如发现异常情况应及时行超声或影像学检查。

(6)初期内瘘由经验丰富的护士进行穿刺。内瘘首次使用或遇疑难情况时建议在超声引导下穿刺。

(7)血液净化结束拔出穿刺针后,压迫穿刺点15~30分钟。观察有无血肿,并注意观察内瘘震颤情况。

(8)每天对内瘘进行检查,包括触诊震颤、听诊杂音的情况,观察内瘘区域有无红、肿、热、痛,有无异常搏动,如发现异常情况应及时向血液净化室的医护人员汇报。防止内瘘受压,避免内瘘侧肢体受压。

(9)3个月时进行内瘘超声检查,以及时发现狭窄、血栓及血管瘤等并发症。

2. 带隧道带涤纶套导管的管理

(1)观察导管出口处皮肤有无红肿、分泌物、出血及渗液。

(2)观察导管外接头部分有无破裂、打折情况,管腔通畅程度,如果发现血流量不足或闭塞,要立即通过超声及影像手段判断导管内有无血栓及纤维蛋白鞘形成,及时行溶栓或换管处理。

(3)禁止将已经脱出的导管消毒之后再插入血管中。

(4)疑似发生导管相关感染时,应停止使用导管,进行血液和分泌物病原菌培养,根据培养结果选用敏感抗生素治疗,经验性用药可选择针对革兰氏阳性球菌为主的抗生素。如经抗生素治疗后感染依旧不能控制,应拔除导管。

(刘小荣)

第三节 血液净化室(中心)感染控制标准操作规程

(一) 血液净化室(中心)感染控制基本设施要求

1. 儿童血液净化室(中心)的结构和布局参见第一章第一节。

2. 应在血液净化治疗区域内设置医务人员手卫生设备,包括水池、非接触式水龙头、消毒洗手液、速干手消毒剂、干手物品或设备。

3. 应配备足够的工作人员个人防护设备,如手套、口罩、工作服等。

4. 乙型肝炎和丙型肝炎患儿必须分区、分机进行隔离透析,感染病区的机器不能用于非感染病患儿的治疗。应配备感染患儿专用的透析操作用品车。

5. 护理人员应相对固定。护理乙肝和丙肝患儿的护理人员不能同时照顾乙肝和丙肝阴性的患儿。

6. 感染患儿使用的设备和物品如病历、血压计、听诊器、约束带、治疗车、机器等应有标识。

7. 建议 HIV 阳性患儿到指定的医院透析或转腹膜透析。

(二) 治疗前准备

1. 首次透析的患儿或由其他透析中心转入的患儿必须在治疗前进行乙肝、丙肝、梅毒及艾滋病感染的相关检查。对于 HBV 抗原阳性患儿的应进一步行 HBV-DNA 及肝功能指标检测；对于 HCV 抗体阳性的患儿，应进一步行 HCV-RNA 及肝功能指标检测，保留原始记录，登记患儿检查结果。

2. 告知患儿血液净化可能带来的血源性传染性疾病，要求患儿及其监护人遵守血液净化室（中心）有关传染病控制的相关规定，如消毒隔离、定期监测等，并签署透析治疗知情同意书。

3. 建立患儿档案，在排班表、病历及相关文件中对乙肝和丙肝等传染病患儿做明确标识。

（三）工作人员职业暴露防护

1. 工作人员应从专门的工作人员通道进入血液净化室（中心），在更衣室更换干净整洁的工作服。

2. 医务人员进行每月 1 次的手卫生监测。医务人员手消毒后手表面细菌菌落总数应 ≤ 10CFU/cm^2。

3. 进行血液净化操作时应严格遵循手卫生的要求和正确方法，穿戴个人防护装置，根据暴露风险选择防护用品（包括手套、护目镜、围裙、防护服、鞋套、帽子或发罩），使用后的个人防护用品应放入相应的废物袋中，按医疗废物分类进行处理。

4. 正确处理患儿使用后的设备和污染的布类，所有可重复使用的设备和布类在患儿使用后均应进行清洁和消毒处理才能再次使用。

5. 应预防针刺伤和锐器伤。拔出的内瘘针或使用后的锐器必须直接放入利器盒，利器盒要有明显标识，避免过满（≤ 3/4 容量），严禁将用后的针头回帽或弯曲毁形。

6. 工作人员遇针刺伤后的处理

（1）紧急处理办法：轻轻挤压伤口，尽可能挤出损伤处的血液，再用流动水冲洗（黏膜用生理盐水反复冲洗），然后用消毒液(75%的酒精)进行消毒并包扎伤口。

(2)填写《医务人员职业暴露登记表》,交医院感染管理办公室备案。

(3)被 HBV 或 HCV 阳性患儿血液、体液污染的锐器刺伤,建议在 24 小时内注射乙肝免疫高价球蛋白,同时进行血液乙肝标志物检查,阴性者于其后 1~3 个月再检查,仍为阴性可给予皮下注射乙肝疫苗。

7. 对儿童血液净化中心工作人员应定期进行乙肝和丙肝标志物检测。对于乙肝阴性的工作人员建议注射乙肝疫苗。

(四)治疗物品转运

1. 护士按治疗需要在治疗室(透析准备间)准备治疗物品,并将所需物品放入治疗车。带入治疗单元的物品应为治疗必需品且要符合清洁或消毒要求。

2. 治疗车不能在传染病区和非传染病区交叉使用。

3. 不能将传染病区患儿的物品带入非传染病区。

4. 不能用同一注射器向不同的患儿注射肝素或对深静脉置管进行肝素帽封管。

(五)透析机消毒

1. **透析机外部消毒** 每次透析结束后应对透析机表面擦拭消毒(使用 0.05% 有效含氯消毒液或双链季铵盐一次性消毒湿巾)。遇到血液污染时,先消除污染再消毒。擦拭顺序:从上到下、从左到右、从输液杆到机器底座、机器屏幕呈 "M" 字擦拭;按照清洁单元、高频接触面、污点清洁/消毒的原则完成。

2. **透析机内部消毒**

(1)每次透析结束时应按照透析机使用说明书要求对机器内部管路进行消毒。消毒方法参照透析机使用说明书进行。

(2)透析时如发生破膜或动静脉传感器保护罩渗漏,在透析结束时应对机器立即消毒。机器消毒后方可再次使用。

(3)透析机如果超过48小时不使用,应定期对内部进行消毒,每周2~3次。

(六) 物体表面消毒

1. 物体表面和地面的消毒严格按照《医疗机构消毒技术规范》进行。机器、床、餐桌等物体表面采用1 000mg/L含氯消毒剂彻底擦拭消毒,并做记录。

2. 为防止交叉感染,患儿使用的床单、被套、枕套、约束带等物品应当"一人一用一更换",每次透析结束,对透析单元内所有的物品表面(如透析机外部、小桌板等)及地面进行擦洗消毒。

(七) 医疗污物及废物处理

1. 设立专门医疗废物存放处,凡医疗废物均需装入加盖的污物桶内,并做到垃圾袋每天定时更换,污物桶每天定时清洁消毒。

2. 工作人员应对医疗废物进行分类放置,并装入统一的专用垃圾袋。

3. 由专人将医疗废物按收置时间、地点规定,送到指定的收置地点。

4. 中心运输医疗废物的员工应与收置点工作人员做好交接、登记、双方签字,保存记录3年。

(八) 感染控制监测

1. 透析治疗室物体表面和空气监测　每月对透析治疗室空气、物体、机器表面及部分医务人员手进行病原微生物的培养检测,保留原始记录,建立登记表。

2. 血液净化患儿传染病病原微生物监测

(1)对于第一次透析的新入患儿或由其他中心转入的患

儿必须在治疗前进行乙肝、丙肝、梅毒及艾滋病感染的相关检查。对于 HBV 抗原阳性患儿应进一步行 HBV-DNA 及肝功能指标的检测,对于 HCV 抗体阳性的患儿,应进一步行 HCV-RNA 及肝功能指标的检测。保留原始记录,登记患儿检查结果。

(2)对长期进行血液净化的患儿应该至少每 6 个月检查乙肝、丙肝病毒标志物 1 次。保留原始记录并登记。

(3)对于血液净化患儿存在不能解释的肝脏转氨酶异常升高时应进行 HBV-DNA 和 HCV-RNA 定量检查。

(4)如有患儿在透析过程中出现乙肝、丙肝阳性,应立即对密切接触者进行乙肝、丙肝标志物检测。

(5)对于怀疑可能感染乙肝或丙肝的患儿,如病毒检测阴性,其后 1~3 个月应重复检测病毒标志物。

3. 建议对乙肝阴性患儿进行乙肝疫苗接种。

(九) 传染病报告

1. 对甲类传染病和乙类传染病中的肺炭疽、严重急性呼吸综合征、脊髓灰质炎、人感染高致病性禽流感患儿或疑似患儿,或发生其他传染病或不明原因的疾病暴发时,应在 2 小时内上报。

2. 其他乙、丙类传染病患儿或疑似患儿诊断后应在 24 小时内上报。

(刘小荣)

第四节 血液净化室(中心)管理规范

(一) 候诊区和接诊室管理规范

1. 家长及患儿在候诊区和接诊室等候医护人员接诊。教育家长及患儿遵守透析室规章制度,积极配合医护人员工作。

2. 保持透析等候区环境安静和整洁。

(二) 血液净化治疗准备室管理规范

1. 设置传染病患儿专用治疗准备室,分为非传染病和传染病区。

2. 医护人员需要戴口罩,应衣帽整洁进入治疗准备室,严格执行无菌操作。

3. 药品管理

(1)各种药品标识明确,独立存放。定期检查存放药品的有效期,过期药品应及时更换。

(2)必须在治疗准备室对每位患儿分别进行肝素溶液、低分子量肝素制剂、红细胞生成刺激剂、铁剂等药品的配制。配药时一药一具,不得交叉使用。

(3)配制好的药品应标明患儿姓名、药品名称、剂量及配制时间。

(4)指定患儿配制的药品,不能用于其他患儿。

(5)各种一次性使用医疗物品应遵循“一人一穿刺针一注射器”和“一次性丢弃”的原则。

(三) 血液净化治疗室管理规范

1. 透析治疗室应禁止摆放鲜花、带土植物及水生植物水族箱。

2. 透析治疗室不能存放非本班次、未使用的透析耗材、浓缩液及消毒用品。

3. 打开的透析用医疗物品应封闭保存,注明开包时间,有效期为 4 小时。

4. 监护仪、输液泵、理疗仪等公用医疗器械“一人一用一消毒”。

（四）水处理间管理规范

1. 水处理间、配液间应封闭管理。

2. 保持地面清洁、干燥。

3. 各种水质监测工具应独立地存放,保存完好,在有效期内,功能状态正常。

（五）污物处理室管理规范

1. 透析治疗区有医疗及生活废弃物分类处理,封闭包装,封闭转运。

2. 透析治疗穿刺针、注射针头等使用后应即刻放入专用的锐器盒中。

3. 治疗结束后将透析器膜内、膜外及管路内的液体通过污水管道密闭排放。

4. 使用后的透析器、管路及相关医疗用品(注射器、护理包、棉签、手套等)要放在黄色医疗垃圾袋中。

5. 生活废弃物品应放置于黑色垃圾袋中。

6. 设置污物转运专用通道,污物处理室应邻近污物通道出口。

7. 每天用含氯(500mg/L)消毒剂对污物间台面、地面、门把手等进行消毒。

（刘小荣）

第二章

儿童血液净化透析液和设备维护、管理标准操作规范

第一节　透析用水处理设备及透析用水质量控制

血液透析用水处理设备包括从饮用水源进入水处理设备的连接点到设备所生产水的使用点之间所有装置、管路及配件(或配套设备),如电气系统、水净化系统(前处理、反渗透机)、存储与输送系统及消毒系统等。

透析用水处理设备应该有国家市场监督管理总局颁发的注册证、生产许可证等。水处理间应该保持干燥,水、电分开。

一、透析用水处理设备的维护

（一）维护原则

1. 透析用水处理设备的滤芯、活性炭、树脂、反渗膜等需根据水质检测结果或按照制造商的规定进行调试、维护、保养与更换,并记录和保存文档。

2. 透析用水处理设备每年应进行一次全面的维护、保养和检测,包括报警功能模拟测试、电气检测等,确保设备的正常运行。并进行相应的维护记录。

3. 每天监测处理水设备的实际产水量,在制造商标注的

最低温度条件下应该不少于实际透析所需的水使用量,进行记录。

4. 每6个月应对透析用水处理系统进行技术参数校对,此项工作由生产厂家或者本单位专职或兼职工程技术人员完成。

（二）前处理系统的维护

1. **滤芯式滤器** 每天监测滤器入口和出口的压力。根据水阻压力（入口压力减去出口压力）或根据情况定期更换,更换周期应 <3 个月。

2. **砂滤、树脂、活性炭罐的控制阀（头）** 每天监测控制阀（头）,包括各控制器的显示时间应与当前时间相符;自来水进水水压、砂滤、树脂、活性炭罐出水水压;设定的自动反向冲洗时间等。

3. **树脂罐** 每天监测包括控制阀（头）能否正常吸入饱和盐水、向盐箱注水;确保盐箱内盐溶液的饱和度符合使用要求并具有足够的盐溶液等。

钠型阳离子树脂颗粒破损、结块、缺失、失效、再生不良等,会导致清除钙、镁离子能力下降,经有效再生仍不能满足临床需要（如不能满足1天透析用水）,如排除其他原因,则必须更换树脂。

4. **活性炭罐** 每天监测残余氯（活性炭罐出水总氯含量 ≤ 0.07mg/L）。残余氯过高时须对活性炭罐进行反向冲洗、维护等处理,如果仍不能达标,在排除其他原因时,必须更换活性炭滤料。

参照《血液透析和相关治疗用水处理设备常规控制要求》（YY/T1269—2015）,透析用水处理设备的常规监测的对象、项目和周期见表2-1。

表 2-1　透析用水处理设备的常规检测对象、项目和周期

检测对象	检测项目	检测周期
砂滤器	入、出口压力	每天
砂滤器反向冲洗循环	反向冲洗循环,时间设定	每天
滤芯式过滤器	入、出口压力	每天
软化器	原水的软化	每天
软化器盐箱	有未溶解的盐和盐溶液的量	每天
软化器再生循环	再生循环的时间或流量设定	每天
活性炭吸附器	出水的总氯含量	每天治疗前运转15分钟后
反渗透装置	处理水的电导率	每天(持续的监测)
	产水和浓缩水流量	每天(持续的监测)

(三) 透析用水处理设备主机的维护

1. 反渗透机　透析用水处理设备的核心组件。

每天需监测工作时高压泵出口、反渗透机产水(透析用水)与排水(浓水)侧的压力,反渗透机进水、产水的电导率变化,产水与排水的流量,进水温度等重要参数。

产水量应大于最大用水量的 20%。若产水量不能满足需要,清洗无效,排除其他可纠正因素后,应更换反渗透膜。

透析用水电导率监测可直接反映反渗透水处理机产水水质(离子)变化。当电导率明显升高、反渗透水处理的脱盐率 <95% 时,应考虑反渗透膜老化、损坏,宜对透析用水进行化学污染物检测,确定透析用水是否合格。同时应更换反

渗膜。

2. 更换反渗透膜组件后应对系统进行消毒,并对透析用水进行化学污染检测和细菌、内毒素检测。

二、透析用水质量控制

1. 纯水的 pH 应维持在 5~7 的正常范围。

2. 透析用水必须符合 2017 年实施中华人民共和国医药业标准《血液透析及其相关治疗用水》(YY0572—2015)的要求。

(1)生物污染物的监测:

1)透析用水及透析液要求细菌总数应 <100CFU/ml,干预水平应建立在系统微生物动力学知识之上。通常,干预水平是最大允许水平的 50%。

2)内毒素检测:透析用水内毒素 ≤ 0.25EU/ml,透析液内毒素 ≤ 0.5EU/ml;超过最大允许水平的 50% 时应进行干预。

A. 透析用水标准采集方法:采样部位应在透析装置和供水回路的连接处收集试样,取样点应在供水回路的末端或在混合室的入口处,样本取样口应保持开启,并放水至少 60 秒后,对样本取样口进行消毒,可使用 75% 的酒精消毒擦拭出水口外表面 3 次,待酒精完全挥发后方可采样。不能使用其他消毒剂。样本应在收集后 4 小时内进行检测,或立即冷藏,并在收集后 24 小时内检测。应采用常规的微生物检测方法(如倾注平板法等)。

B. 透析液标准采集方法:采样部位应在透析机采样口由 1 人进行操作,操作者戴上一次性无菌手套,先用 75% 的酒精消毒棉签擦拭采样口表面不少于 3 次。洗手后,采用无菌操作的方法用无菌注射器斜刺入进液管抽取透析溶液样本,然后按常规的无菌标本采样法将透析溶液标本置于无菌干试管内。

（2）化学污染物监测及软水硬、残余氯、电导度的监测。

透析用水中化学污染物的浓度应不超出表 2-2 和表 2-3 的规定。

表 2-2　透析用水中有毒化学物及电解质的最大允许量

透析用水中已证明毒性的污染物	
污染物	最高允许浓度 /(mg·L⁻¹)ᵃ
铝	0.01
总氯	0.1
铜	0.1
氟化物	0.2
铅	0.005
硝酸盐（氮）	2
硫酸盐	100
锌	0.1
透析用水中的电解质	
电解质	最高允许浓度 /(mg·L⁻¹)ᵃ
钙	2（0.05mmol/L）
镁	4（0.15mmol/L）
钾	8（0.2mmol/L）
钠	70（3.0mmol/L）

注:ᵃ 除非有其他注明

表 2-3　透析用水中微量元素的最大允许量

污染物	最高允许浓度 /(mg·L⁻¹)
锑	0.006
砷	0.005
钡	0.1
铍	0.000 4
镉	0.001
铬	0.014
汞	0.000 2
硒	0.09
银	0.005
铊	0.002

(3)透析用水质量控制管理的频率：见表2-4。

表 2-4　透析用水(和透析溶液)质量控制管理的频率

项目		频率	正常值
游离氯		每天 1 次	≤ 0.1mg/L
软水硬度		每天 1 次	<1GPG¹(或 17.1mg/L)
电导度 (透析机自测)		每天 1 次	<10μs/cm
生物污染物	细菌培养	至少 1 个月 1 次	≤ 100CFU/ml(干预:>50CFU/ml)
	内毒素	至少 3 个月 1 次	透析用水: ≤ 0.25EU²/ml(干预:>0.125EU/ml) 透析液: ≤ 0.5EU/ml(干预:>0.25EU/ml)
化学污染物		至少每年 1 次	见表 2-2、表 2-3

注：¹GPG 为水的硬度的单位(来自德国)，此处，1GPG 就是 1L 水中钙镁离子的含量为 14.8mg；²EU 为 "endotoxin unit" 的缩写，是内毒素的效价单位，1EU/ml 约等于 0.1ng/ml

(邵晓珊)

第二节　血液净化设备的维护和保养

一、血液透析机的维护和保养

透析机是集电子、机械、自动化控制于一体的医疗设备。血液透析机的保养与维护包括电路控制与监测(简称电路)、外部血液循环通路(简称血路)、透析液通路(简称水路)3 个部分。

1. 血液透析机要有国家市场监督管理总局颁发的注册证、生产许可证等。符合国家医疗器械行业标准《血液透析设备》(YY0054—2010)及相关标准的要求。

2. 血液透析机应该处于良好运行的工作状态,每一台血液透析机应当编号并建立独立的档案记录。档案内容应包括透析机的相关信息、故障、维修、保养、实际使用时间等事项。

每 6 个月应该对血液透析机进行技术安全检查、技术参数的校对、常规的维护及保养,并记录。此项工作由机器的生产厂家或本单位专职/兼职技师完成。按照《医疗器械监督管理条例(2017 修正)》(国务院令第 680 号)以及设备使用说明书进行。

3. 每次透析前应该核准血液透析机的工作参数,每次透析结束后按照生产厂家的要求进行消毒,化学消毒或热消毒。

4. 每个月应该对设备消毒剂进行检测,包括消毒剂的浓度和设备消毒剂的参与浓度等。

二、连续性血液透析机(及血浆置换机)的维护和保养

1. 连续性血液透析机要有国家市场监督管理总局颁

发的注册证、生产许可证等。符合《连续性血液净化设备》(YY0645—2018)及相关标准的要求。

2. 本单位工程技术人员可参与完成日常维护,但在对机器进行维护操作之前,必须先切断机器的电源供应。每一台连续性血液透析机应当编号并建立独立的档案记录。档案内容应包括连续性血液透析机的相关信息、故障、维修、保养、实际使用时间等事项。

3. 为保障治疗正常进行,每隔 12 个月必须对机器进行技术安全性检查,其维护和维修须由厂家指定的专业工程师来完成,维护内容参见厂家说明书。

三、透析用水处理设备的维护及保养

透析用水处理设备应该有国家市场监督管理总局颁发的注册证等。符合中华人民共和国医药行业标准《血液透析和相关治疗用水处理设备技术要求》。

1. 透析用水处理系统的产水水质必须符合中华人民共和国医药行业标准《血液透析及相关治疗用水》(YY0572—2015)的要求。

2. 产水量满足透析用水的需求(透析机、溶解浓缩粉用水),参见第二章第一节。

四、血液净化设备的清洗和消毒操作

(一)透析用水处理设备(包括反渗透水处理主机)的消毒

1. 根据透析用水处理设备使用说明书要求确定消毒周期。

2. 检测透析用水细菌数 >50CFU/ml,或内毒素 >0.125EU/ml

时,应进行主动性干预处理。处理方法根据设备的不同分为热消毒和化学消毒,按照产品说明书选择。

(二)透析机及连续性血液透析机的清洗与消毒

1. 清洗操作   操作人员应在每次治疗完成后,拆除所有的管路系统和传感器保护罩,仔细检查每个压力传感器是否干净,确认无任何异物黏附在表面,并使用柔软、湿润的擦布,擦拭机箱的外部表面和带有底轮的机座。

2. 消毒操作

(1)操作人员在对机器的外部表面进行消毒时,所使用消毒剂种类及浓度需按厂家机器说明书进行,了解有关消毒剂产品用途、操作浓度、应用领域以及使用安全性方面等内容。

(2)由于机器控制单元系统中的每个器件都不能够直接接触患儿的血液,所以操作人员不需要对机器内部器件进行消毒操作。

(邵晓珊)

第三节   透析液配制

一、配制室与容器

1. 浓缩液配制室应设立在透析室清洁区相对独立的区域内,周围无污染源,符合《医院消毒卫生标准》Ⅲ类环境,保持环境清洁,每天空气消毒1次。

2. 浓缩液配制桶及容器

(1)浓缩液配制桶:应有容量刻度,每周至少用消毒剂消毒1次,在配制桶消毒时,在桶外须悬挂"消毒中"警示牌。消

毒完毕清洗后,用测试纸测试,确认无残留消毒液后,在桶外标明消毒日期。每天用透析用水清洗 1 次,

(2)浓缩液配制桶滤芯:每周至少更换 1 次。

(3)浓缩液装置容器:应符合《中华人民共和国药典》中对药用塑料容器的规定。每周至少更换或消毒 1 次,用透析用水内外冲洗干净,容器外标明更换或消毒日期。

二、透析液成分及浓度

透析液制备是将含不同电解质酸性浓缩透析液(A 液),通过透析机内装置与经处理透析用水按 1:34 比例混合,然后再将碱性碳酸盐以相似比例加入,生成最终透析液。浓缩透析液浓度是透析液浓度的 35 倍。透析液主要成分有钠、钾、钙和镁四种阳离子,氯、碱基两种阴离子,部分透析液含有葡萄糖,与人体内环境成分相似。具体成分及浓度见表 2-5。

表2-5 碳酸氢盐透析液成分及浓度

成分	浓度/(mmol·L^{-1})
钠	135~145
钾	0~4
钙	1.25~1.75
镁	0.5~0.75
氯	100~115
醋酸根	2~4
碳酸氢根	30~40
葡萄糖	0~5.5
二氧化碳分压(mmHg)	40~110
pH	7.1~7.3

1. **钠**   钠是细胞外液中主要阳离子,对维持血浆渗透压和血容量起重要作用。透析液钠离子浓度,是决定透析液渗透压的主要阳离子。常用透析液钠离子浓度为 135~145mmol/L,接近正常血浆水平,以减少体内不同间隙之间液体移动。但对于特殊病情如低钠血症、高钠血症、透析失衡低血压者,可根据病情选择高钠(钠离子浓度 ≥ 145mmol/L)或低钠(钠离子浓度 ≤ 130mmol/L)或做可调钠透析。

2. **钾**   钾是细胞内液主要阳离子,透析液钾离子浓度为 0~4mmol/L,常用钾浓度为 2mmol/L,可根据病情(尿量、高分解状态)、透析前后血钾浓度、透析方式、透析间隔时间、治疗时间等,选用不同钾浓度的透析液。其原则为:①透析前高血钾,透析后血钾应偏低,但一般不小于 3mmol/L,尤其服用洋地黄时。透析前血钾维持在 4.5~5mmol/L。②透析前血钾偏低,透析后血钾应在正常上限。③透析前血钾正常,透析后血钾应在正常范围。对于少尿或无尿型急性肾衰竭,伴高分解代谢、高钾血症者,可用 1~2mmol/L 钾离子浓度透析液。在诱导透析后,高钾血症、酸中毒纠正,进入隔日透析时,可采用 2mmol/L 钾浓度。通常大多数患儿可使用该浓度透析液。对于尿量较多维持透析的慢性肾衰竭患者,如果透析前血钾正常,服用洋地黄,则可采用 3mmol/L 钾浓度的透析液。对于不能进食、呕吐、腹泻、严重低钾血症者,可短期采用 4mmol/L 钾浓度透析液,待病情改善,应降低透析液钾浓度。

3. **钙**   终末期肾衰竭患儿有低钙血症倾向者,常用透析液钙离子浓度一般为 1.5mmol/L。对于低钙血症,未服用含钙磷结合剂患儿,透析液钙离子浓度应调至 1.75mmol/L。高钙血症患儿,透析液钙离子浓度调至 1.25mmol/L。对正服用钙剂或维生素 D 无动力骨病、服用含钙磷结合剂患儿,可采用钙离子浓度 1.25~1.5mmol/L 透析液,需定期监测 iPTH、钙、磷、碱性磷酸酶。

4. **镁** 通常透析液镁浓度一般为 0.5~0.75mmol/L。对服用含镁磷结合剂患儿,为防止高镁血症,建议使用低镁透析液,并监测血镁。

5. **氯** 透析液氯离子浓度与细胞外液相似,通常为 100~115mmol/L。当调整透析液钠离子浓度时,氯离子也会随之变化。氯离子浓度过高,不利于酸中毒纠正,故可采用醋酸钠、碳酸氢钠替代氯化钠。

6. **透析液碱基** 目前醋酸盐透析液使用得较少,大多由碳酸氢盐透析液取代。透析液碳酸盐浓度为 30~40mmol/L。为防止细菌滋生、污染、碳酸氢盐分解,碱性浓缩液以固体形式保存,使用时现配。

7. **醋酸根** 为保证溶液稳定性,防止钙、镁沉积,通常在酸性浓缩液中加入 2~4mmol/L 醋酸。

8. **葡萄糖** 分含糖透析液(5.5~11mmol/L)和无糖透析液 2 种。根据需要选用不同糖浓度的透析液。

三、透析浓缩液配制

(一) 制剂要求

1. 浓缩液或干粉必须使用国家市场监督管理总局批准的浓缩液或干粉,并具有国家相关部门颁发的注册证、生产许可证或经营许可证、卫生许可证。医疗机构制剂室生产血液透析浓缩液应取得《医疗器械生产企业许可证》后,按国家相关部门制定的标准生产。

2. 透析用水透析液是由浓缩液或干粉加透析用水配制,配制透析浓缩液所用透析用水,必须符合透析用水质控要求,即:透析用水的电导率 10μs/cm、pH 5~7、细菌数 <100CFU/ml（细菌总数 ≥ 50CFU/ml 时应给予干预）、内毒素 <0.25EU/ml（内毒素含量 ≥ 0.125EU/ml 时应给予干预），化学污染物和电解质最大允许量、游离氯浓度须符合国家标准（《血液透析及相关治疗用水》YY0572—2015）。

（二）人员要求

透析室用干粉配制浓缩液（A 液、B 液），应由经过培训的血液透析室护士或技术员实施，并做好配制记录，由专人核查登记。

（三）配制流程

1. **浓缩 B 液配制** 为避免碳酸氢盐浓缩液有细菌生长，透析干粉（B 粉）应现配现用，配制好的浓缩 B 液应在 24 小时内使用。透析 B 粉（固体碳酸氢钠）有罐装、塑料袋装 2 种。特制罐装 B 粉在透析时可直接装在血液透析机上，由机器自动边溶解，边稀释，边透析。塑料袋装 B 粉在使用前应按所购买的干粉（B 粉）产品说明，加用透析用水进行配制。

（1）单人份:用透析用水将带有计量刻度配制容器（量杯）和装置容器内外冲洗干净。按所购买的干粉（B 粉）产品说明要求，将所需量的干粉（B 粉）倒入量杯内，加入所需量的透析用水，混匀后倒入容器内，使容器内干粉（B 粉）完全融化即可。

（2）多人份:用透析用水将 B 液配制桶、装置容器冲洗干净。根据患儿人数准备所需干粉（B 粉）量，按所购买的干粉（B 粉）产品说明中规定的干粉（B 粉）与透析用水比例，加入相应的干粉（B 粉）和透析用水，开启搅拌开关，至干粉（B 粉）完全融化即可。将已配制的浓缩 B 液分装在清洁容器内。

2. **浓缩 A 液配制** 浓缩 A 液的配制流程与浓缩 B 液配制流程相同。根据使用透析机型号,决定配制透析液的倍数,按照倍数计算出氯化钾、氯化钙、氯化镁、醋酸和葡萄糖的需要量,加适量纯水配制而成。也可依透析机型号使用说明要求,使用市售配制好的浓缩 A 液。

3. 透析浓缩液配制中注意事项

(1)剂量要准确,精确称取溶质(透析粉)量,按产品说明要求加至溶剂(透析用水)量。

(2)温度对 B 液溶解影响:低温(冬天)B 液难于溶解,可适当加温,但不要超过 30℃,因 HCO_3^- 不稳定,遇热会分解为水、CO_2。

(3)透析液 pH:在配液准确的情况下,A 液和透析液的 pH 取决于 100% 醋酸的量。由于 100% 醋酸容易挥发,尤其在夏天,醋酸挥发使透析液的 pH 增高。当 pH>7.4 时,不仅机器可能会因为碳酸钙沉淀而产生问题,A 液也会细菌滋生,故应注意保存时间,检测透析液 pH,必要时可多加 10% 醋酸(100%)。

(4)透析浓缩液配制时搅拌:A 液配制时要充分搅拌,由于溶解不均匀,在同一大桶内浓缩液浓度可能不一样。而 B 液配制时搅拌不宜时间过长(因为 HCO_3^- 不稳定)。

四、质量控制

配制完毕后取浓缩液样品稀释 35 倍(1 份浓缩液样品加 34 份透析用水),稀释成透析液后进行检测下列各项指标:①电导度:0.13~0.14s/m;②pH:7.1~7.3;③渗透压:280~300mmol/L;④血气分析:PCO_2 5.3~8.0kPa(40~60mmHg),HCO_3^- 30~35mmol/L。

(赵 非)

第三章
儿童血液净化临床操作标准操作规程

第一节　血管通路的建立

一、无隧道无涤纶套中心静脉导管置管术

（一）直接穿刺法

简单、快速，应用16G、18G留置针直接穿刺桡动脉、足背动脉、肱动脉或股静脉作血液出路，选择大隐静脉或肘正中静脉作血液回路。该方法要求血管条件好，但血流量不易满足，不推荐使用。

（二）中心静脉留置管

主要有单腔、双腔和三腔导管，目前双腔导管最常用，具体见表3-1。导管置入的部位有颈内静脉、股静脉和锁骨下静脉。

表3-1　儿童临时中心静脉置管选择

体重	导管
<5kg	单腔双导管（18/20G），尤其<3kg时考虑
5~15kg	6.5F双腔导管
15~30kg	8F双腔导管
>30kg	11.5F双腔导管
>50kg	12F双腔导管

1. 适应证

(1)有透析指征的急性肾损伤(急性肾衰竭)。

(2)急性药物或毒物中毒需要进行血液净化治疗的患儿。

(3)在有可逆因素的慢性肾衰竭基础上的急性加重。

(4)内瘘成熟前需要透析的患儿。

(5)内瘘栓塞或感染时需临时通路过渡。

(6)腹膜透析、肾移植患儿因病情需要临时血液透析。

(7)免疫性疾病或危重症。

(8)其他原因需临时血液净化治疗。

2. 禁忌证　无绝对禁忌证,相对禁忌证为:

(1)广泛腔静脉系统血栓形成。

(2)穿刺局部有感染。

(3)凝血功能障碍。

(4)患儿不合作。

3. 术前评估

(1)是否有可以供置管用的中心静脉:颈内静脉、股静脉及锁骨下静脉。

(2)根据条件选择患儿的体位和穿刺部位。

(3)必要时可采用超声定位或在超声引导下穿刺。

(4)操作可在手术室或治疗室内进行。

(5)操作应由经过培训的专业医师或护士完成。

(6)评估患儿能否配合、是否需要提前镇静。

4. 器材及药物

(1)导管穿刺包:含穿刺针、导丝、扩张器、肝素帽、导管。导管分单腔、双腔、三腔导管三种:①单腔导管血流从单一管腔出入可行单针透析,目前已很少用;中心静脉较细的小儿或血管条件不好的患儿,可以将单腔导管作为引出血液通路,另外找周围静脉做回路;②双(三)腔导管"死腔"减少,再循环减少,导管相对较粗,穿刺难度增加。目前主要使用的是双腔导管。因为三腔导管感染机会增加,不推荐常规使用。

(2)注射器、无菌纱布、透气敷料等。

(3)缝皮针、缝线、小尖刀片、肝素帽。

(4)2%利多卡因溶液 5ml、肝素 100mg 和生理盐水 200ml。

5. 操作方法 以常用的钢丝导引置入法(Seldinger 技术)为例。

(1)根据穿刺部位采取不同体位,儿童应适当固定体位,采取头低仰卧位(Trendelenburg 体位)。

(2)穿刺部位皮肤消毒,戴无菌手套,铺无菌孔巾。

(3)用 0.5%~1% 利多卡因溶液局部浸润麻醉。

(4)用 20~40mg/dl 浓度的肝素盐水预冲穿刺针、双腔导管并冲洗导丝。用注射器抽取少量肝素盐水。

(5)采用穿刺针或套管针静脉穿刺,穿入静脉后有静脉血液抽出。

(6)固定穿刺针并插入导引钢丝。如用套管针,先将套管针拔出,将套管留置在中心静脉内,沿套管插入导引钢丝,并拔出套管针。注意当插入引导钢丝困难时,不可强行插入。

(7)应用扩张器沿导引钢丝扩张皮肤、皮下组织至深静脉。

(8)沿导丝插入导管:导丝末端于导管末端露出后再将导管插入中心静脉。

(9)抽出导引钢丝。

(10)分别检查导管各腔血流是否通畅。

(11)用肝素生理盐水充满导管各腔,并盖好肝素帽。

(12)将导管固定翼缝合固定到皮肤上。

(13)局部行无菌包扎。

6. 拔管指征和方法

(1)导管拔除指征：

1)导管一旦感染应尽快拔管。

2)导管失去功能，如血流量低。

3)导管内有血栓形成并不能抽出血液。

4)导管周围出血不止，压迫也不能止血。

5)不再需要临时血液净化治疗，或内瘘成熟，或其他血管通路可用。

(2)导管拔出方法：

1)导管局部消毒。

2)术者戴无菌手套。

3)用无菌剪刀将固定导管的缝合线剪开。

4)拔管时患儿应取卧位。

5)拔除导管。

6)局部压迫止血。

7)局部包扎。

(三) 经皮颈内静脉置管术

1. 适用范围　见中心静脉临时导管置管术，但有明显充血性心力衰竭、呼吸困难、颈部肿物及颈部明显肥短的患儿不应选用经皮颈内静脉置管术。

2. 优缺点

(1)优点：

1)颈部易于保护，不易感染，使用时间相对较长。

2)颈内静脉压力较低，容易压迫止血。

3)血栓形成和血管狭窄发生的机会少。

(2)缺点:

1)穿刺时对体位要求较高。

2)不够美观,影响头部活动。

3)穿刺技术要求高,可能误穿动脉、胸导管或胸腔,需要超声引导。

3. **穿刺部位** 因右颈内静脉与无名静脉和上腔静脉几乎成一条直线且右侧胸膜顶低于左侧,右侧无胸导管,故首选右颈内静脉插管。根据穿刺点的不同分前、中、后三种路径,以中路最为常用。

(1)前路法:

1)定位胸锁乳突肌前缘向内推开颈总动脉,胸锁乳突肌前缘中点与甲状软骨上缘水平线交点,触及颈总动脉,旁开0.5~1.0cm 为穿刺点,最好在超声引导下进行。

2)进针的针干与皮肤冠状面成 30°~45°,针尖指向同侧乳头,胸锁乳突肌中段后面进入颈内静脉。此路径位置高,颈内静脉深,合并气胸机会少,但易误入颈总动脉。

(2)中路法:

1)定位以胸锁乳突肌的锁骨头、胸骨头和锁骨形成的三角区的顶端作为穿刺点,颈总动脉前外侧。

2)进针锁骨内侧端上缘切迹作为骨性标志,颈内静脉正好经此而下行与锁骨下静脉汇合。穿刺时左拇指按压此切迹。在其上方 2~5cm 进针。针干与皮肤成 30°~45°,针尖略偏外。此路径颈内静脉较浅,穿刺成功机会大。

(3)后路法:

1)定位胸锁乳突肌外侧缘中、下 1/3 交点作为进针点。

2)进针针干呈水平位,在胸锁乳突肌的深部,指向胸骨柄上窝。

4. **操作方法**　如有条件可在超声引导下操作。

(1) 器材准备:用 20~40mg/dl 肝素生理盐水冲洗穿刺针、扩皮器及双腔管。

(2) 体位:以右颈内静脉穿刺为例,患儿去枕平卧,头转向左侧,肩背部垫一薄枕,取头低位 10°~15°。

(3) 穿刺点:选择中路法进针部位。

(4) 常规消毒:戴无菌手套,铺无菌洞巾,用 0.5%~1% 利多卡因溶液作穿刺点局部麻醉。

(5) 用含一定量生理盐水注射器连接穿刺针,穿刺针与皮肤冠状面成 30°~45°,针尖指向同侧乳头,进针过程中边进边回抽。有突破感后如见暗红色回血,说明针尖已进入静脉内。

(6) 进针深度一般为 1~4cm,置管长度为:身高 /10-(1~2)cm。

(7) 保持穿刺针固定,由导丝口送入导丝。

(8) 沿导丝将扩皮器送入皮下扩皮,如皮肤或皮下组织较紧,可以用小尖刀侧切小口。

(9) 拔出扩皮器,将已预冲肝素生理盐水的导管沿导丝插入颈内静脉,导管进入后即拔出导丝,关闭静脉夹。

(10) 分别回抽导管动静脉两端观察回血是否顺畅,再于两端分别注入肝素生理盐水 2~5ml,冲净残血,用肝素帽封管。

(11) 建议用皮针与缝线将导管颈部的硅胶翼与皮肤缝合,固定导管,再以敷料覆盖包扎。

(12) 建议置管后摄胸部 X 线片,导管位置在第 4~6 胸椎间。

5. **注意事项**

(1) 颈内静脉穿刺较股静脉穿刺并发症相对较多,术前应向患儿及家长充分说明,并要求其签知情同意书。

(2)如患儿曾行同侧静脉插管,可能会存在颈内静脉狭窄或移位,可行血管超声定位。

(3)颈内静脉穿刺对体位要求较高,正确的体位是穿刺成功的前提,但对心力衰竭较重难以平卧的患儿建议做股静脉置管。

(4)穿刺针穿入血管后如见暗红色血液,说明进入静脉的可能性大,如推注压力小,则静脉的可能性更大。心力衰竭患儿静脉压较高,而低氧血症患儿动脉血颜色较暗,需要注意鉴别。

(5)当需要穿刺左侧颈内静脉时,因该侧颈内静脉与锁骨下静脉汇合成左头臂静脉后形成一定角度,注意扩皮器进入不要太深,以免损伤血管。

(6)避免在同一部位反复穿刺,可变换不同部位,以减少组织和血管的损伤。

(7)如穿刺针误入动脉或难以确定是否为静脉,则应拔出穿刺针充分压迫,一般穿入动脉需压迫20分钟左右,确认无出血后再继续穿刺,但建议改换其他部位。

(8)穿刺建议在超声引导下进行。

6. 并发症及处理

(1)穿刺部位出血或血肿,局部压迫即可。

(2)误穿动脉常见于颈动脉及锁骨下动脉。处理:立即拔出穿刺针,指压20分钟,否则易发生血肿。

(3)气胸及血气胸较锁骨下静脉穿刺少见,大多发生于经锁骨下或锁骨下凹切迹穿刺患儿。操作中防止穿刺点过低,避免扩皮器进入太深,发生后可按一般气胸处理。临床表现有:

1)一般发生局限性气胸,患儿可无症状,自行闭合。

2)呼吸困难,同侧呼吸音减低,胸片可确诊。

(4)空气栓塞少见,但可致命。临床表现:突发呼吸困难、缺氧。发生后应立即左侧头低位,经皮行右心房或右心室穿刺抽气,进行呼吸循环支持,采用高浓度吸氧。

(5)感染:远较股静脉导管感染率低,但长期留置可增加感染的机会。临床表现为不能解释的寒战、发热,尤其是在透析过程中出现,有局部压痛和炎症反应,白细胞数增高,血培养可确诊。处理:严格无菌操作;确诊后即应拔除导管,并作细菌培养,应用抗生素治疗。

(6)心律失常:多为窦性心动过速或心房颤动,且为一过性;存在严重心脏疾病的患儿,有时可引起致命的室性心律失常。对于有严重心脏疾病的患儿,应避免颈内静脉或锁骨下静脉插管;操作可在心电监护下进行。

(7)窒息:

1)原因:穿刺过程中损伤颈内静脉后压迫不准确,或者误刺动脉后继续操作造成大出血压迫气管。

2)临床表现:皮下血肿进行性或急骤增大,短时间内压迫气管,造成窒息甚至死亡。

3)处理:对持续性增大的血肿行切开皮肤减压并压迫或缝合出血点,如患儿已出现严重的窒息症状,应及时做气管插管,必要时立即行气管切开。避免当日透析,如确实需要,应采用无肝素透析。

(8)导丝断裂或导丝留在血管内,请血管介入科或血管外科协助解决。

(四)经皮股静脉置管术

1. 适用范围

(1)操作较容易,所以适合新开展经皮中心静脉置管技术的单位或术者。

(2)卧床及全身情况较差者。

(3)锁骨下静脉、上腔静脉血栓形成或颈内、锁骨下静脉插管有困难的患儿。

(4)无需长期留置导管者或即插即用。

(5)插管后需紧急透析者。

2. 优缺点

(1)优点：

1)操作简单、安全。

2)适用于需紧急抢救,神志不清,不能主动配合及不能搬动的患儿。

3)相较于颈内静脉置管,儿童更易配合股静脉置管。

(2)缺点：

1)邻近外阴、肛门,易污染,感染率较高,保留时间短。

2)易误穿入股动脉。

3)导管易折,且不易固定。

4)下肢肢体活动相对受限。

3. 操作方法

(1)双腔管。导管长度为小年龄儿采用 10~15cm,大年龄儿采用 15~20cm。

(2)腹股沟穿刺处常规备皮。

(3)体位患儿仰卧位,屈膝、大腿外旋外展 45°,特殊患儿如心力衰竭患儿,不能平卧者可采用半坐位。在完全坐位或前倾位不宜行股静脉置管。

(4)穿刺点选择腹股沟韧带下 1~3cm,股动脉内侧 0.5~1cm处。

(5)其余操作步骤同颈内静脉穿刺操作方法。

4. 注意事项

(1)股静脉穿刺为有创性的治疗措施,术前应向患儿及家长说明手术的必要性及可能出现的并发症等,征得同意并签字后方可进行。

(2)如患儿血管条件差,术前触摸不到股动脉,应做血管超声检查。如有条件可在超声引导下操作。

(3)预冲导管时应注意避免混入气泡。

(4)如定位欠清晰或术者不熟练,穿刺前可给予 5ml 注射器探查血管。

(5)穿刺针穿入血管后如见暗红色血液,说明进入静脉的可能性大,如再推注压力小,则静脉的可能性更大。

(6)如穿刺针误入动脉或难以确定是否为静脉,则应拔出穿刺针充分压迫。

(7)导丝进入过程中如遇阻力切勿强行推进,转动方向后再进。如仍有阻力,则需退出穿刺针和导丝,重新选择穿刺部位。

(8)扩皮器扩皮时动作应轻柔,避免将导丝压折。

(9)插导管前注意留在体外的导丝长度应长于导管,沿导丝插管时应及时打开静脉夹使导丝露出。

(10)需要较长的导管,一般股静脉临时导管的长度至少应为 10cm。

(11)由于股静脉影响患儿活动,易感染,不宜长时间使用。

5. **并发症**　穿刺部位出血或血肿(包括腹膜后)。局部血肿压迫处理即可,腹膜后大血肿需要外科处理。其余同颈内静脉置管术。

(五)经皮锁骨下静脉置管术

由于该方法并发症严重,一般不推荐应用。

1. **优缺点**

(1)优点:①不易感染,可保持较长时间;②活动不受限,易于固定,不外露,患儿耐受性好;③血流量较高。

(2)缺点:①穿刺技术难度较高;②并发症严重。

2. 操作方法

(1)锁骨下径路:

1)体位:上肢垂于体侧并略外展,头低足高 15°,肩后垫小枕,使锁肋间隙张开,头转向对侧。

2)穿刺点定位锁骨中、外 1/3 交界处,锁骨下 1.0cm。

3)皮肤消毒要按胸部手术要求消毒皮肤上至发际,下及全胸与上臂,铺洞巾。

4)穿刺:先用 0.5%~1% 利多卡因溶液作穿刺点局部麻醉;右手持连接注射器之穿刺针,保持针尖向内偏向头端直指锁骨胸骨端的后上缘进针;针干与皮肤表面成 25°~30°,进针 3~5cm。余步骤同前所述。

(2)锁骨上径路:

1)体位:肩部垫小枕、头转向对侧、暴露锁骨上窝。

2)穿刺点定位胸锁乳头肌锁骨头外侧缘,锁骨上约 1.0cm。

3)穿刺针干与锁骨或矢状切面成 45°,在冠状面针干呈水平或略前偏 15°,朝向胸锁关节进针 1~2cm。余同前。

3. 注意事项

(1)尽量保持穿刺针与胸壁呈水平位,贴近锁骨后缘。

(2)锁骨下静脉走行弯曲,扩张器扩皮时进入血管不宜过深,一般以 1~3cm 为宜,以免损伤血管。

(3)锁骨下静脉与颈内静脉成角较大,甚至接近直线,因而导丝容易进入头部颈内静脉。此时患儿可能感觉到同侧颈部或耳部不适,此种情况下应退出导丝 5~10cm,再轻柔地重新插入。

(4)如有条件,可用超声引导插管,以增加成功率,减少并发症。

4. 并发症及处理

(1)血气胸是锁骨下静脉穿刺较常见的并发症,发生率与术者的技术熟练程度有关。穿刺时应尽量避免刺破胸膜,一旦出现该并发症应立即拔出导管,对严重病例应行胸腔引流。

(2)上腔静脉或右心房穿孔、纵隔出血、心脏压塞:主要与解剖变异、导管质地较硬、不光滑及扩张器进入过深有关。

(3)心律失常见颈内静脉插管。

(4)胸导管损伤:胸导管汇入左锁骨下静脉与颈内静脉连接处,在左锁骨下静脉插管时偶可引起乳糜胸或淋巴瘘,有时可见乳状液体从穿刺部位漏出。

(5)锁骨下静脉狭窄:属于远期并发症,发生率高且临床意义大。

二、带隧道带涤纶套中心静脉导管置管术

(一) 适应证

1. 肢体血管条件差,尤其体重低于 10kg,无法建立自体动静脉内瘘且不能行腹膜透析的患儿。

2. 预计需要较长时间的血液透析治疗患儿(预期 >4 周)。

3. 心功能较差不能耐受动静脉内瘘分流的患儿。

4. 部分腹膜透析患儿,因各种原因需暂停腹透,或短期可以行肾移植,用血液透析过渡,可选择长期导管作为血管通路。

5. 病情较重或合并有其他系统的严重疾患,预期生命有限的患儿。

6. 受医疗条件限制,缺少经验丰富的外科医师行内瘘

手术。

7. 不适宜自体内瘘及移植物内瘘建立,或手术失败。

(二) 禁忌证

无绝对禁忌证,相对禁忌证如下:

1. 手术置管部位的皮肤或软组织存在破损、感染、血肿、肿瘤。

2. 患儿不能配合、不能平卧。

3. 患儿有严重出血倾向。

4. 患儿存在颈内静脉解剖变异或严重狭窄甚至缺如。

5. 既往在预定插管的血管处有血栓形成史、外伤史或血管外科手术史。

(三) 置管部位

1. 首选右侧颈内静脉。

2. 其他部位如左侧颈内静脉、颈外静脉、股静脉等,尽量避免锁骨下静脉置管。

(四) 器材及药物

1. 静脉穿刺包,包括穿刺针、注射器、导丝、隧道针、留置导管、扩张器、撕脱鞘、手术刀。

2. 静脉切开包。

其他同中心静脉临时导管置管术。

(五) 操作步骤

1. 操作一般在手术室进行,有条件时可在超声引导下穿刺,或在放射介入科进行,在 X 线下调整导管位置。

2. 以右侧颈内静脉插管为例,患儿采取仰卧位,头略偏向左,以胸锁乳突肌的锁骨头、胸骨头和锁骨形成的三角区的顶端作为穿刺点,在颈总动脉前外侧。

3. 术者戴帽子、口罩,戴无菌手套。穿刺区局部消毒,铺无菌巾。

4. 用 0.5%~1% 利多卡因溶液局部麻醉后,以此麻醉注射器试穿。针尖指向同侧乳头方向,与皮肤成 30°~45° 进针。注意进针过程中保持注射器内轻度负压,如成功进入静脉,记住方向、角度及进针深度后拔出试穿针。

5. 以穿刺针沿麻醉针穿刺方向进针,保持注射器适当负压,当有突破感后,回抽血流通畅,推注压力不大,血液颜色暗红,可判定穿刺针进入静脉中。

6. 由穿刺针导丝孔送入导丝后,拔出穿刺针。

7. 于体表标记好长期导管的出口位置,使导管的涤纶套在出口内 1~2cm 处,并使导管尖端位于右侧胸骨旁的第 3、4 肋间。

8. 用 0.5%~1% 利多卡因溶液局部麻醉后,于做好标记的长期导管出口处皮肤切 2cm 左右的小口,沿切口向上、分离皮下组织,形成皮下隧道至导丝出口处,并于导丝出口处做一个 2cm 切口。

9. 用隧道针将长期导管的末端从皮肤出口处沿皮下隧道引出至导丝处,调整长期管涤纶套的位置于离出口 1~2cm 处的皮下。

10. 沿导丝送入扩张器扩张皮肤及皮下组织后,沿导丝置入带芯的撕脱鞘。

11. 拔出导丝及撕脱鞘芯,同时立即以指腹堵住撕脱鞘口以避免血液流出或空气进入血管。

12. 沿撕脱鞘腔置入长期导管,向两侧撕开撕脱鞘至长期导管全部进入,注意避免导管打折。

13. 注射器分别于留置导管的动静脉端反复抽吸、推注,确定两端血流通畅。

14. 在 X 线下检查留置导管的末端位置,正常应位于上腔静脉接近右心房的开口处。

15. 用肝素生理盐水封管,关闭夹子,拧上肝素帽。

16. 缝合切口,缝合固定留置导管于皮肤上,用无菌敷料包扎。

(六) 注意事项

中心静脉长期置管基本注意事项与临时性静脉置管相同,需要特别注意的是:

1. 如有条件应在超声引导下穿刺置管或在放射介入科进行操作。

2. 选择左侧颈内静脉置管时应注意该侧头臂静脉角度大,撕脱鞘不要全部进入体内以免损伤静脉壁。

3. 皮肤切口应足够大,包括皮肤全层和皮下组织,以减少鞘管针通过皮肤及皮下组织的阻力,避免鞘管针通过坚韧的皮肤时引起鞘管口开裂。

4. 沿撕脱鞘放置导管时注意动作要快,以免空气进入血管内造成空气栓塞。

5. 应注意避免导管在皮下打折、扭转,确保管腔通畅。

(七) 并发症及处理

见第三章第一节。

三、自体动静脉内瘘成形术

(一) 定义及概述

自体动静脉内瘘成形术是通过外科手术,吻合患儿的外周动脉和浅表静脉,使得动脉血液流至浅表静脉,使静脉扩张、肥厚、动脉化达到血液透析所需的血流量要求,并便于血管穿刺,从而建立血液透析体外循环。

（二）适应证和禁忌证

1. 适应证　自体动静脉内瘘成形术适用于慢性肾衰竭需要长时间血液透析治疗的患儿。

适用于诊断为慢性肾衰竭,肾小球滤过率 <25ml/min 或血清肌酐 >4mg/dl(352μmol/L),并预期 3~6 个月内需要实施自体动静脉内瘘成形术者。

2. 绝对禁忌证

(1)血管条件差,四肢近端大静脉或中心静脉存在严重狭窄、血栓或因邻近病变影响静脉回流。

(2)患儿前臂艾伦试验阳性,禁止行前臂动静脉内瘘端端吻合。

3. 相对禁忌证

(1)预期患儿存活时间短于 3 个月。

(2)心血管状态不稳,心力衰竭未控制或低血压患儿。

(3)手术部位存在感染。

(4)同侧锁骨下静脉安装心脏起搏器导管。

（三）术者资质和手术环境

1. 术者资质　经过相关专科培训、达到熟练操作的医师才可独立实施手术。

2. 手术环境　手术需在符合卫生管理部门要求的手术室中进行。

（四）术前评估

1. 血管条件预期　选择的静脉直径应接近 2.5mm,选择的动脉直径接近 2mm,但在小儿因条件所限不能强求。

2. 手术部位

(1)原则:先上肢,后下肢;先非惯用侧,后惯用侧;先远心端,后近心端。

(2)可选用的血管:前臂腕部桡动脉-头静脉内瘘最常用;其次为腕部尺动脉-贵要静脉内瘘、前臂静脉转位内瘘(主要是贵要静脉-桡动脉)、肘部内瘘(头静脉、贵要静脉或肘正中静脉-肱动脉或其分支的桡动脉或尺动脉)、下肢内瘘(大隐静脉-足背动脉、大隐静脉-胫前或胫后动脉)、鼻咽窝内瘘等。

3. 血管吻合方式　主要包括三种:动静脉端端吻合、端侧吻合和侧侧吻合,首选动静脉端侧吻合。

4. 术前准备

(1)评估患儿心、肺、肝功能,凝血功能及循环血流动力学状态,纠正严重贫血及低血压。

(2)术肢前臂行艾伦试验,若阳性,提示掌弓血流代偿情况良好;若阴性,应行多普勒超声探查了解血管有无狭窄、血栓、闭塞、解剖变异等。观察静脉充盈情况,有无穿刺瘢痕、静脉炎及闭塞。了解头静脉与桡动脉的距离。

(3)教育患儿保护好术侧前臂静脉,勿磕碰。避免测血压、静脉穿刺。

(五) 操作步骤(以头静脉-桡动脉端侧吻合为例)

1. 患儿取仰卧位,手术侧上肢外旋外展,平放于手术操作台上。用手术画线笔或含有甲紫的棉签标记动静脉血管走行。

2. 常规碘伏消毒、铺巾。

3. 1% 利多卡因溶液局部浸润麻醉,也可以采取臂丛麻醉。不配合的小儿可加用基础麻醉或全身麻醉。

4. 在桡动脉和头静脉之间纵行切开皮肤 3~4cm,充分暴露桡动脉及头静脉,便于分离血管。

5. 用血管钳分离皮下组织,寻找并游离头静脉。结扎并切断近心端分支,分支血管靠近头静脉主干的残端留取不宜过短,以免结扎时引起头静脉狭窄。

6. 头静脉游离长度为 2~3cm,以能搭到桡动脉处为宜。术者示指触及桡动脉搏动,游离皮下组织,血管钳分离腕掌侧韧带,用弯血管钳前端挑出动脉鞘,打开动脉鞘,小心分离与之伴行的静脉,游离桡动脉 1.0~1.5cm 并结扎分支。

7. 用血管钳挑起已游离好的头静脉并确保头静脉无扭曲。近心端夹血管夹,远心端结扎。在远心端斜行剪断头静脉,斜面应与动脉走行平行。5ml 注射器接无创针头(可用 18G套管针外鞘),10~100U/ml 肝素生理盐水注入头静脉管腔冲洗残余血液,如头静脉细小,可做液性扩张。

8. 端侧吻合两端夹血管夹,避免过度牵拉以免引起血管痉挛。用手术刀尖(11 号尖刀)刺破桡动脉。用眼科剪沿该破口剪开桡动脉约 2mm 的纵向切口。用肝素生理盐水冲洗血管腔。用 7-0 聚对二氧环己酮或单丝薇乔可吸收缝合线穿过桡动脉切口近心端(从外侧壁进针内侧壁穿出),再从头静脉断端钝角处(近心端)穿出(从静脉内侧壁进外侧壁穿出),打结固定近心端。锐角处(远心端)穿过另一根缝合线作为静脉牵引线。助手提拉牵引线,充分暴露桡动脉侧切口下侧壁。用刚打完结的一根缝合线做连续外翻缝合,也可以做普通的连续缝合。缝合至吻合口远心端后,用原来的牵引线从动脉切口远心端穿出并打结固定。然后用其中一段与助手的牵引线打结固定,另一端继续向近心端连续缝合动静脉,缝至近心端后与原来的缝合线残端打结固定。若静脉管腔较细,为避免吻合口狭窄,上壁可采用间断缝合。剪断所有缝线残端,缝合完毕。缝合过程中应间断用无创针头注入肝素生理盐水冲洗,湿润血管腔并有助于清晰显露血管壁边缘。在缝合最后一针前,再次用低浓度的肝素生理盐水冲洗血管腔,血管腔充盈后缝合最后一针,然后与标记线打结。助手将桡动脉控制皮筋提起,阻断桡动脉血流。

9. 开放血流　缝合完毕后,摆正血管吻合口的位置,先松开静脉夹,然后松开动脉夹。此时观察血管吻合口有无漏血以及血流通畅情况。如有少量漏血,用湿纱布块轻轻压迫后即可止血。如漏血较多,要找准漏血点,用单针缝合。开放血流后,在一般情况下,在静脉段均能摸到较为明显的血管震颤并可见血管搏动。

10. 缝合皮肤、轻压包扎,一般不需放置引流。

（六）术后处置

1. 抗凝药使用　如患儿存在高凝状态或血压较低,且术后无渗血,可给予全身抗凝,如应用抗血小板制剂等,也可皮下注射低分子量肝素,但要注意个体化。

2. 术后渗血　如渗血较少可轻压止血,压迫时注意保持血管震颤的存在;如有较多渗血需要打开伤口,寻找出血点并结扎止血。

3. 功能检查　术后静脉能触及震颤,听到血管杂音。术后早期应多次检查,以便早期发现血栓形成,及时处理。

4. 适当抬高内瘘手术侧肢体,可减轻肢体水肿。

5. 每3天换药1次,10~14天拆线。皮内缝合无需拆线。注意包扎敷料时不加压力。

6. 注意身体姿势及袖口松紧,避免内瘘侧肢体受压。

7. 术后避免在内瘘侧肢体输液、输血及抽血化验。

8. 手术侧禁止测量血压,术后2周内手术侧上肢禁止缠止血带。

9. 术后24小时术侧手部可适当做握拳及腕关节运动,以促进血液循环,防止血栓形成。

（七）内瘘的成熟与使用

1. **促使内瘘尽快"成熟"**　在术后 1 周且伤口无感染、无渗血、愈合良好的情况下，每天用术侧手捏握皮球或橡皮圈数次，每次 3~5 分钟；术后 2 周可在上臂捆扎止血带或血压表袖套，术侧手做握拳或握球锻炼，每次 1~2 分钟，每天可重复10~20 次。

2. **内瘘成熟**　至少需要 4 周，最好等待 8~12 周后再开始穿刺。若术后 8 周静脉还没有充分扩张，血流量 <10ml/(kg·min)，透析血流量不足（除外穿刺技术因素），则为内瘘成熟不良或发育不全。术后 3 个月尚未成熟，则认为内瘘手术失败，需考虑制作新的内瘘。

3. **穿刺血管的选择**　动静脉内瘘初次穿刺时，首先要观察内瘘血管走行，以触摸来感受所穿刺血管管壁的厚薄、弹性、深浅及瘘管是否通畅。通畅的内瘘触诊时有较明显的震颤及搏动，听诊时能听到动脉分流产生的粗糙吹风样血管杂音。

4. **穿刺顺序与方法**　内瘘的使用要有计划，一般从内瘘远心端到近心端进行阶梯式或纽扣式穿刺，然后再回到远心端，如此反复。不要轻易在吻合口附近穿刺或定点穿刺。

5. **穿刺针选择**　在动静脉内瘘使用的最初阶段，建议使用小号(17G)穿刺针，并采用较低的血流量[3~5ml/(kg·min)]，以降低对内瘘的刺激与损伤。使用 3~5 次后，可选用较粗的穿刺针(16G)，并在患儿耐受的情况下，尽量提高血流量[5~8ml/(kg·min)]。

（八）并发症与处理

1. **通路狭窄与血栓**

(1)病因：手术操作不恰当、内瘘使用不当。高凝状态、低血压、压迫时间过长、低温等是常见诱因。

（2）预防与处理：血栓形成 24 小时内，可采用局部血管内注射尿激酶等进行药物溶栓，也可在 X 线下将导管插入血栓部位灌注溶栓剂。此外，瘘管血栓形成后也可采用取栓术治疗。目前常用的取栓方法包括 Fogarty 导管取栓术及手术切开取栓术。短段直径小的血栓可应用经皮腔内血管成形术（percutaneous transluminal angio-plasty，PTA）球囊扩张及碎栓开通血管。

2. **感染**

（1）病因：瘘管附近部位皮肤等感染，以及长期透析患儿伴有免疫功能缺陷。

（2）预防及处理：①感染部位应禁止穿刺，应对手臂制动。②在病原微生物监测的基础上使用抗生素，初始经验治疗推荐采用广谱的万古霉素联合一种头孢类或青霉素类药物，并根据药敏结果调整抗生素的应用；初次自体内瘘感染治疗时间至少 6 周。③在极少数情况下，瘘管感染需要立即进行外科手术。切除瘘管可以用自体静脉移植吻合，也可以在缺损部位的近端进行再次吻合。

3. **血管狭窄**

（1）病因：血管狭窄易发生在瘘口，与手术操作不当或局部增生有关。

（2）预防及处理：有条件时可行经皮血管内成形术和／或放置支架，也可再次手术重建内瘘。

4. **血管瘤、静脉瘤样扩张或假性动脉瘤**

（1）病因：血管比较表浅、穿刺方法不当或内瘘血流量较大。

（2）预防及处理：

1)禁止在任何类型的动脉瘤上穿刺,其表面较薄弱易于发生破溃及感染。

2)静脉流出道的动脉瘤可采取血管成形术。

3)切除血管瘤,重新吻合血管,重建内瘘。

4)用聚四氟乙烯(poly tetra fluoroethylene,PTFE)血管做旁路搭桥手术,避免在瘘管穿刺部位放支架。

5. **心力衰竭**　吻合口径大或近心部位的内瘘,在合并贫血、高血压及其他器质性心脏病或慢性心功能不全等基础疾病时,容易发生心力衰竭。一般上臂动静脉内瘘吻合口直径应限制在 2~3mm,同时应积极治疗基础疾病。前臂内瘘发生心力衰竭比较少见。一旦发生,可采用内瘘包扎压迫,必要时采取外科手术缩小瘘口。反复心力衰竭者必须闭合内瘘,改用长期留置导管或腹透的方式治疗。

6. **肿胀手综合征**　由于回流静脉被阻断或者动脉血流压力的影响,造成肢体远端静脉回流障碍所致。如果血管吻合后静脉流出道梗阻,动脉血流通过侧支循环流经手部静脉或尺侧静脉(贵要静脉)或深静脉,严重影响手部静脉的回流,可出现较严重的肿胀手。早期可以通过抬高术侧肢体、握拳增加回流,减轻水肿;较长时间或严重的肿胀必须结扎内瘘,更换部位重新制作内瘘。

7. **盗血综合征**　侧侧吻合或端侧吻合特别是伴有血管结构异常的患儿,易于发生血管通路相关性的盗血综合征,导致肢体末端缺血,在手术后数小时到数月出现。轻度缺血时患儿感觉肢体发凉,测量相应部位皮肤温度下降,可随时间推移逐渐好转,一般对症治疗即可。如果上述治疗不见好转,患儿感到手部疼痛及麻木,检查时发现手背水肿或发绀,部分出现手指末端的坏死等病变加重表现,则应当进行外科处理。

治疗方式与盗血综合征发生的原因有关,动脉吻合口近心端的狭窄应给予血管成形术。高流量引起的盗血综合征需要减少瘘管的流量,传统的吻合口后静脉段结扎并不理想,减小吻合口直径或在远端重新吻合对减少血流量可能更为有效。

四、移植血管搭桥造瘘术

(一) 适应证和禁忌证

1. 适应证　仅适用于动脉硬化、自体内瘘难以建立的患儿。

2. 绝对禁忌证　四肢近端大静脉或中心静脉存在严重狭窄、明显血栓或因邻近病变可影响时禁用。

3. 相对禁忌证　同自体动静脉内瘘成形术。

(二) 术者资质和手术环境

同自体动静脉内瘘成形术。

(三) 移植血管材料

1. 自体血管　主要是大隐静脉。由于取材较方便,无抗原性,口径较合适,目前临床仍较常用。

2. 同种异体血管　尸体大隐静脉、股动脉、髂动脉、肱动脉及胎盘脐静脉等,由于取材较困难等,应用越来越少。

3. 异种血管　主要是牛颈动脉。取材较易,但抗原性强,处理工序复杂,价格昂贵,因此,目前较少应用。

4. 人造血管　主要是聚四氟乙烯(PTFE)人造血管。取材容易,形状及口径容易控制,生物相容性好、容易穿刺,是目前应用最广泛的人工血管。

(四) 手术方法

1. 术前检查

(1)评估患儿心脏功能、凝血功能。

(2)通过物理检查及血管彩超检查上肢血管(必要时进行血管造影),选择拟做吻合的动静脉,动静脉内径应不小于3mm。

(3)手术前1小时预防性使用抗生素。适当给予双嘧达莫口服,预防血栓形成。

(4)移植血管选择自体血管移植,多选择大隐静脉,取材前应做血管的相关检查,如血管超声等了解拟取大隐静脉的情况,明确没有曲张、硬化、闭塞等病变。人造血管一般选用直径6mm的人造血管,根据患儿年龄与自身血管条件做适当调整。

(5)吻合的配对动静脉多采用上肢血管。肱动脉与头静脉或贵要静脉、正中静脉、肱静脉(前臂袢式)最为常用,成功率高,并发症少,使用方便。其次为桡动脉根部与贵要静脉或正中静脉、头静脉(前臂袢式),其他术式临床应用较少。

2. 手术步骤

(1)移植血管处理:

1)自体血管处理:①患儿取仰卧位,下肢外展,常规备皮后用甲紫或画线笔标记大隐静脉走行,消毒、铺巾。②1%利多卡因溶液局部麻醉后,在卵圆窝部做一小切口,游离大隐静脉。根据需使用的血管长短,于大隐静脉走行方向做纵行切口或若干小切口,将大隐静脉进一步游离,结扎并切断附近的小分支,完全游离所需大隐静脉后,结扎并切断大隐静脉近心端和远心端,取出大隐静脉,用40mg/dl肝素盐水反复冲洗,记清大隐静脉近心端及远心端,然后放入生理盐水中备用。③仔细止血后,缝合皮下组织及皮肤。

2)人造血管处理:人造血管从包装袋中取出即可直接使用,可不用肝素盐水灌洗,以便减少血流贯通后的血清渗出。

(2)移植步骤：

1)麻醉选择：根据手术部位可选用臂丛阻滞麻醉、局部浸润麻醉、腰椎麻醉(下肢手术)和全身麻醉等。前臂和上臂移植血管内瘘可以采用局部麻醉。

2)切口设计：根据血管移植术式和拟做吻合的动静脉位置选择皮肤切口，通常可做一个或多个，切口形状和长度则应根据静脉的走行、皮下隧道的位置及形状来选择。跨肘窝部位的移植血管搭桥内瘘必须考虑弯曲肘部对血管的影响。

3)游离血管：钝性分离皮下组织，分别暴露和游离一段长2~3cm拟吻合的动静脉。

4)皮下隧道：用皮下隧道器做袢式(U形)或直桥式(J形)皮下隧道，深浅要适中，过深不易穿刺，过浅可发生局部感染或局部皮肤坏死，移植血管穿过隧道时应避免扭曲、成角和受压。

5)冲洗血管腔：将游离好的动静脉用血管夹分别阻断其血流，如为端侧吻合，在血管壁上做一纵向切口，长度与移植血管直径相当，端端吻合(仅限于桡动脉远心端)则在拟吻合血管的远端结扎切断，以0.1%~0.2%肝素盐水反复冲洗动静脉管腔。

6)吻合血管修建：移植血管两端，采用6-0无损伤缝合线与自体动静脉连续或间断吻合。注意先吻合静脉端，后吻合动脉端。吻合结束前用肝素盐水冲洗并填充管腔。

7)开放血流：一般先开放动脉端血管夹，待移植血管内空气由静脉端吻合口针眼排出后再开放静脉血流，若有局部渗血，应轻压止血。有活动性喷血点时应补针。若针眼或局部组织渗血难以压迫止血时，可使用医用生物蛋白胶止血。用手触摸吻合口，可触及血管震颤。

8) 皮肤:轻压包扎,一般不需要放置引流条。

3. 术后医嘱

(1) 术后常规使用抗生素 3~10 天(自体移植血管 3~7 天,人造血管 7~10 天)。

(2) 术后常规口服双嘧达莫或肠溶阿司匹林抗凝治疗,对于高凝状态患儿,也可每 12~24 小时皮下注射低分子量肝素。

(3) 术后 3 天可给予氢化可的松,抬高术侧肢体,避免压迫移植血管。

(4) 人造血管一般在 4~6 周血清性水肿消退后开始穿刺使用,自体移植血管成熟时间为 6~8 周,建议 2~3 个月后使用。

(5) 穿刺时动脉针距吻合口应在 3cm 以上,静脉针与动脉针相距 5cm 以上。

(6) 术后应适当进行手部锻炼。

(五) 常见并发症及处理

1. 血栓形成　同自体动静脉内瘘成形术。

2. 感染　化脓性感染的伤口应行清创,尽量引流脓液,用生理盐水及抗生素冲洗伤口。

3. 血清性水肿　主要发生于人造血管移植,袢式(U 形)移植的发生率可高达 90% 以上,表现为移植血管周围弥漫性肿胀。血清性水肿多在术后 1~3 天开始出现,持续 3~6 周可自行消退,随着人造血管制造技术的改进和质量的不断提高,血清性水肿持续时间可逐渐缩短。一般无需特殊处理,在术后应尽量抬高术侧肢体,对消肿较慢者,可采用红外线灯照射,每天 2~3 次,每次 20~30 分钟。术后 1 周内血液透析肝素化可加重血清性水肿,此时透析应尽量采用无肝素或低分子量肝素透析。

4. **其他**　心力衰竭、盗血综合征、肿胀手综合征处理均同自体血管内瘘。

五、血管通路的监察和监测

理想的永久血管通路的标准:①长期使用,感染和栓塞并发症发生率低;②提供高血流量满足设定的透析剂量。但是临床上常遇到血流量不足和血管通路堵塞限制了透析的实施,延长了治疗时间,导致透析不充分,增加了患儿死亡率。

(一) 监察和监测的目标与对象

1. **监察和监测的目标**　检测通路中具有生理学意义并可能导致血栓形成的严重狭窄等所有并发症。

2. **监察和监测的对象**　对象不仅限于维持性血液透析患儿,还包括 CKD4~5 期已预先造瘘的患儿,对于其不成熟的内瘘可以通过经皮腔内血管成形术(percutaneous transluminal angioplasty,PTA)和结扎竞争性的静脉侧支的方法进行补救。

(二) 血管通路的监察与监测

1. **血管通路监察**　通过体格检查来检测提示血管通路功能不良的体征,包括拔针后出血时间延长、透析不充分、存在再循环、动态静脉压升高。

2. **血管通路监测**　通过特殊设备(多普勒超声、核磁共振血管检查、静态静脉透析压等)对血管通路进行周期性评价,包括通路血流量、通路阻力或传导性、通路内压力和通路再循环的直接测定。所获得的所有数据需要结合临床进行解释,并非所有狭窄都会随着时间而进展,稳定的损伤不需要处理。

（三）血液透析通路的体格检查

1. 判断动静脉内瘘成熟的重要参数 动静脉内瘘成熟的 3 个重要参数包括：搏动、震颤和杂音。3 个参数正常和狭窄时的临床表现见表 3-2。

表 3-2 动静脉内瘘成熟的重要参数的临床表现

参数	正常	狭窄
搏动	轻柔	强度增强
	容易压迫	有力
震颤	弥漫	部位局限
	柔和	增强
	连续	仅在收缩期有
	机器样	涡流样
杂音	弥漫	局限
	连续	不连续
	收缩期和舒张期均有	仅收缩期有
	低调	高调

2. 基本检查试验

（1）抬臂试验：血液透析通路肢体下垂时，由于重力的作用，动静脉内瘘一般会有一定程度的扩张，当抬高到心脏水平时，正常的通路会有所塌陷。当存在静脉狭窄时，在狭窄处的动静脉内瘘远心段仍保持扩张而近心段塌陷。抬臂试验是初步评估通路流出道的最佳方法。本试验不适合评估移植物血管内瘘。

(2)搏动增强试验:正常的动静脉内瘘通路相对柔软,容易压迫。在离吻合口一段距离处压闭通路,阻断的通路远心端处的搏动会增强,搏动增强程度与通路流入道的质量呈正比。搏动增强试验是对通路流入道初步评价的最佳方法。本试验对于评估移植物血管内瘘也有一定价值。

(3)还可根据动静脉内瘘成熟时超声测定的自然血流量、内径及距皮深度进行评估。

3. 通路建立后的评估　新建的动静脉内瘘需要经过4~6周的成熟时间,导致成熟失败的病变分为3大类:

(1)流入道问题:供血动脉(管径细小,动脉粥样硬化性疾病)、动脉吻合口本身、近吻合口(最初的3~5cm)的狭窄或功能不足。

(2)动静脉内瘘瘘体问题:狭窄和附属静脉(超过动静脉内瘘口径的1/4时可造成成熟不良)。

(3)流出道问题:狭窄或静脉功能不足。

六、血管通路的介入治疗

血管通路的介入治疗包括经皮腔内血管成形术(percutaneous transluminal angioplasty,PTA)伴或不伴辅助性支架植入。经皮血管成形术是治疗静脉或动脉狭窄性病的技术,已成为大多数血液透析动静脉通路病变的初始标准治疗方案。经皮介入治疗可用于维持或挽救动静脉通路。动静脉通路维持可抢先治疗由静脉或动脉狭窄导致的通路功能不良;动静脉通路挽救是治疗失去功能的通路,这包括动静脉内瘘不成熟以及动静脉内瘘或植物血管内瘘血栓形成。

(一)血管通路的介入治疗指征

通过血管造影检测到血管狭窄≥50%,并且存在临床或生理异常的证据(如静脉压增高、血流减少)。

（二）血管通路介入治疗的方法

1. **术前评估** 实施通路全程造影，评估并明确病变位置、范围、程度。

2. **中心静脉球囊扩张术操作步骤**

（1）可根据狭窄病变类型选择在数字减影血管造影术（digital subtraction angiography，DSA）和/或超声下进行。

（2）入路选择：穿刺点选择浅表、便于穿刺、易止血的通路血管，人工血管优先考虑。穿刺点至病变部位通路有足够的直径及足够的距离，既方便放置血管鞘，又接近病变。可顺行或逆行穿刺。闭塞病变难以通过导丝时可考虑从病变两侧双向入路。

常用入路包括同侧通路浅表扩张静脉，人工血管，在造影或超声引导下行贵要静脉、肱静脉穿刺，以及颈静脉、股静脉入路。

（3）导丝通过病变：一般选用导丝通过病变段，如无法通过闭塞病变，建议病变两端双向操作入路，帮助判断导丝通过方向。建议多角度摄片明确导丝方向，之后，可用尖锐导丝通过病变段。建议导丝通过病变后，衔接上、下腔静脉，以防止术中支架移位至右心房及右心室。

（4）球囊选择：对于重度狭窄或闭塞病变建议用小口径球囊行预扩张。如普通球囊无法打开病变，建议使用高压球囊或切割球囊。球囊直径与相邻正常静脉直径匹配。

（5）支架选择：当球囊扩张术效果不佳(残余狭窄>30%)、反复短期内再狭窄病变、解剖压迫性病变、闭塞病变(再次开通有风险)可一期行支架植入术。覆膜支架的通畅率优于裸支架，但需避免影响其他主干中心静脉的回流。

1) 血管腔内支架在处理血液透析通路静脉狭窄中的作用并不明确。血管腔内支架有 4 大类型：球囊扩张式支架、自膨支架、覆膜支架、药物洗脱支架。

2) 对于透析血管通路异常的患儿，支架安置的适应证：

A. 急性血管成形术失败：外周病变经球囊血管成形术治疗失败，并且患儿存在下列情况之一：手术入路困难、有手术禁忌证或剩余血管通路的部位有限。

B. 病变快速复发：中心静脉病变行球囊血管成形术治疗失败而病变处仍有弹性，或是最初球囊成形术治疗成功后 3 个月内复发。

C. 血管破裂：球囊血管成形术后流出道静脉破裂，并且破裂的静脉无法通过更保守的方法进行处理。

(6) 术中生命体征监测：建议术中实施心电监护，并密切注意任何提示血管穿孔破裂的症状。

(7) 并发症：术中并发症包括血管穿孔引起的血胸、纵隔血肿、心脏压塞、胸骨后不适、心律不齐、球囊破裂和支架移位。远期并发症包括支架内再狭窄、支架内再闭塞、支架移位。

（沈　颖）

第二节　儿童血液净化的抗凝治疗

血液净化的抗凝治疗指在评估患儿凝血状态的基础上，个体化地选择合适的抗凝剂和剂量，定期监测、评估和调整，以维持血液在透析管路和透析器中的流动状态，保证血液净化的顺利实施。应避免体外循环凝血而引起的血液丢失，预防因体外循环引起血液凝血活化所诱发的血栓性疾病,防止体外循环过程中血液活化所诱发的炎症反应,提高血液净化的生物相容性,保障血液净化的有效性和安全性。

血液净化抗凝治疗的工作流程见图 3-1。

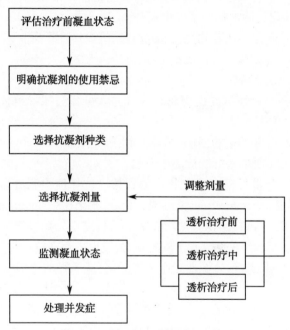

图 3-1　血液净化抗凝的工作流程

一、评估治疗前患儿的凝血状态

(一) 评估患儿出血性疾病发生的风险

1. 血友病等遗传性出血性疾病。

2. 长期使用华法林等抗凝血药物或抗血小板药物。

3. 既往存在支气管扩张、消化道溃疡等潜在出血风险的疾病。

4. 严重创伤或外科手术后 24 小时内。

(二) 评估患儿临床上血栓性疾病发生的风险

1. 患有系统性红斑狼疮、系统性血管炎、糖尿病等,伴有血管内皮细胞损伤的基础疾病。

2. 既往存在静脉血栓、动脉栓塞等血栓性疾病。

3. 有效循环血容量不足,低血压。

4. 长期卧床。

5. 先天性抗凝血酶缺乏或合并大量蛋白尿导致抗凝血酶从尿中丢失过多。

6. 合并严重的创伤、外科手术、急性感染。

(三) 凝血指标的检测与评估

1. **外源性凝血系统状态的评估** 选择性检测凝血酶原时间(prothrombin time,PT)或国际标准化比值(international normalized ratio,INR)。PT 和 INR 延长提示外源性凝血系统的凝血因子存在数量或质量的异常,或血中存在抗凝物质;PT 和 INR 缩短提示外源性凝血系统活化,易于凝血、发生血栓性疾病。

2. **内源性凝血系统状态的评估** 选择性检测活化部分凝血活酶时间(activated partial thromboplastin time,APTT)或活化凝血时间(activated coagulation time,ACT)。APTT 和 ACT 延长提示内源性凝血系统的凝血因子存在数量或质量的异常,或血中存在抗凝物质;APTT 和 ACT 缩短提示内源性凝血系统活化,血液呈高凝状态。

3. **凝血共同途径状态的评估** 如果患儿上述各项指标均延长,则提示患儿的凝血共同途径异常或血中存在抗凝物质。此时应检测纤维蛋白原(fibrinogen,FIB)和凝血酶时间(thrombin time,TT)。如果 TT 延长而 FIB 水平正常,则提示血中存在抗凝物质或 FIB 功能异常。

4. **血栓栓塞疾病的高危状态**　外源性凝血系统、内源性凝血系统和共同途径的各项凝血指标均缩短,则提示患儿易于发生血栓性疾病。

5. **血小板活性状态的评估**　检测全血血小板计数和出血时间(bleeding time,BT)可初步评估血小板功能状态:如果血小板数量减少伴 BT 延长提示患儿止血功能异常,易于出血;如果血小板数量增多伴 BT 缩短提示血小板易于发生黏附、集聚和释放反应,易于产生血小板性血栓。对于单位时间内血小板数量进行性降低的患儿,推荐检测血浆血小板颗粒膜糖蛋白(granular membrane glycoprotein,GMP)-140［P 选择素(P-selectin)］或血中 GMP-140 阳性血小板数量,以便明确是否存在血小板活化。不能检测上述 2 项指标时,如果患儿伴有血浆 D- 二聚体水平升高,也提示血小板活化。

二、抗凝剂的使用禁忌

(一) 肝素或低分子量肝素

1. 既往存在肝素或低分子量肝素过敏史。

2. 既往诊断过肝素诱发的血小板减少症(heparin-induced thrombocytopenia,HIT)。

3. 合并明显的出血性疾病。

4. 有条件的单位推荐检测患儿血浆抗凝血酶活性,对于血浆抗凝血酶活性 <50% 的患儿,不宜直接选择肝素或低分子量肝素,应适当补充抗凝血酶制剂或新鲜血浆,使患儿血浆抗凝血酶活性 ≥ 50% 后,再使用肝素或低分子量肝素。

（二）枸橼酸钠

1. 严重肝功能障碍。

2. 难以纠正低氧血症（动脉氧分压 <60mmHg）和 / 或组织灌注不足。

3. 严重代谢性酸中毒。

（三）阿加曲班

合并严重肝功能障碍时慎重选择阿加曲班。

（四）抗血小板药物

存在血小板生成障碍或功能障碍的患儿，不宜使用抗血小板药物，而血小板进行性减少、伴血小板活化或凝血功能亢进的患儿，则应加强抗血小板治疗。

三、抗凝剂的合理选择

1. 普通肝素　临床上如果没有出血性疾病的发生和风险，推荐选择普通肝素作为抗凝药物。一般条件为：

（1）血浆抗凝血酶活性 >50%。

（2）血小板计数、血浆部分凝血活酶时间、凝血酶原时间、国际标准化比值、D- 二聚体正常或轻度升高。

（3）没有显著的脂代谢和骨代谢的异常。

2. 低分子量肝素　临床上没有活动性出血性疾病，但实验室指标提示潜在出血风险的患儿，推荐选择低分子量肝素作为抗凝药物。一般条件为：

（1）血浆抗凝血酶活性 >50%。

（2）血小板数量基本正常。

（3）脂代谢和骨代谢的异常程度较重，不适用普通肝素。

（4）APTT、PT 和 INR 延长，不适用普通肝素。

3. 对于临床上存在明确的活动性出血性疾病或明显的

出血倾向,或 APTT、PT 和 INR 明显延长的患儿,推荐选择阿加曲班、枸橼酸钠作为抗凝药物,或采用无抗凝剂的方式实施血液净化治疗。

4. 对于实施连续性肾脏替代治疗(continuous renal replacement therapy,CRRT)的患儿:

(1)无论是否合并出血性疾病,均可采用枸橼酸钠抗凝。

(2)临床上没有活动性出血性疾病,但实验室指标提示潜在出血风险时,推荐使用低剂量低分子量肝素、阿加曲班、枸橼酸钠联合低剂量低分子量肝素或阿加曲班。

(3)合并血液高凝状态和 / 或血栓性疾病高危因素时,建议采用普通肝素、低分子量肝素、枸橼酸钠联合低分子量肝素。

5. 对于以高血压性肾损害等疾病为原发疾病,临床上心血管事件发生风险较大,而血小板数量正常或升高、血小板功能正常或亢进的患儿,推荐每天给予抗血小板药物作为基础治疗。

6. 对于具有血栓性疾病发生风险的患儿(如长期卧床、肾病综合征等),国际标准化比值较低、血浆 D- 二聚体水平升高,血浆抗凝血酶活性 >50% 的患儿,推荐每天给予低分子量肝素作为基础治疗。

7. 对于合并肝素诱发的血小板减少症,或先天性、后天性抗凝血酶活性 <50% 的患儿,推荐选择阿加曲班或枸橼酸钠作为抗凝药物。此时不宜选择普通肝素或低分子量肝素作为抗凝剂。

四、抗凝剂剂量的选择

(一) 普通肝素

根据不同血液净化模式和患儿凝血状态判定具体抗凝剂

量。监测患儿 APTT 或 ACT,使 APTT 延长至正常 1.5~2.5 倍或 ACT 延长至 180~220 秒。

1. 血液透析、血液滤过或血液透析滤过　一般首剂量为 0.3~0.5mg/kg,追加剂量为 0.1~0.2mg/(kg·h),间歇性静脉注射或持续性透析器 / 滤器前静脉输注(常用),血液透析结束前 30~60 分钟停止追加。应依据患儿的凝血状态个体化调整剂量。

2. 血液灌流、血浆吸附或血浆置换　一般首剂量为 0.5~1.0mg/kg,追加剂量为 0.2~0.5mg/(kg·h),间歇性静脉注射或持续性透析器 / 滤器前静脉输注(常用),预期结束前 30 分钟停止追加。肝素剂量应依据患儿的凝血状态个体化调整。

3. 连续性肾脏替代治疗　一般首剂量为 0.2~0.3mg/kg,追加剂量为 0.1~0.2mg/(kg·h),静脉注射或持续性透析器 / 滤器前静脉输注(常用),治疗结束前 30~60 分钟停止追加。抗凝药物的剂量依据患儿的凝血状态个体化调整。治疗时间越长,给予的追加剂量应逐渐减少。

（二）低分子量肝素

适用于无活动性出血或具有潜在出血风险的患儿,一般选择 60~80U/kg,推荐在治疗前 20~30 分钟静脉注射,血液透析模式无需追加剂量。血液灌流、血浆吸附或血浆置换的患儿根据凝血情况决定是否追加低分子量肝素。CRRT 患儿追加 5~10U/(kg·h),根据治疗模式调整抗凝剂量,监测 APTT,使 APTT 延长至正常 1.5~2.5 倍。有条件的单位应监测血浆抗凝血因子 Xa 活性,根据测定结果调整剂量。

（三）枸橼酸钠

儿童枸橼酸钠抗凝除了追求抗凝的有效性,还需兼顾安全性。因此,当枸橼酸钠的抗凝速度大于安全速度时,为避免枸橼酸蓄积等不良反应,需采用安全速度,牺牲一部分抗凝效果。

枸橼酸钠抗凝是通过降低体外循环离子钙水平来实现的。在滤器前加入枸橼酸钠,螯合血液中 Ca^{2+},使 Ca^{2+} 浓度降低至 0.2~0.35mmol/L,达到抗凝效果。在进入体内之前补充钙剂,控制体内游离钙离子浓度在 1.0~1.35mmol/L,不影响系统性凝血。

当体外循环局部枸橼酸浓度为 4mmol/L 时,可以使 Ca^{2+} 浓度降低至 0.2~0.35mmol/L,达到理想的抗凝效果。当 Ca^{2+} 浓度为 0.3~0.5mmol/L 时,凝血时间则与离子钙水平呈负相关,仍能发挥一定抗凝作用。

枸橼酸钠可配合含钙或不含钙透析液/置换液。整个液体系统包括:含钙/不含钙透析液/置换液、不同浓度枸橼酸钠溶液、5% 碳酸氢钠溶液、氯化钙/葡萄糖酸钙溶液。总离子浓度如下: Na^+ 141mmol/L、Cl^- 110mmol/L、Mg^{2+} 0.75mmol/L、Glu 10.0~12mmol/L、HCO_3^- 35mmol/L。目前国内广泛使用的商品化抗凝血用枸橼酸钠溶液浓度为 4%,使用时调节合适的枸橼酸钠(QCi)/血流速(QB)。一般儿童血流速(QB)为 3~5ml/(kg·min),4% 枸橼酸钠溶液速度(QCi)(ml/h)=(0.8~2.0)×QB(ml/min)。10% 葡萄糖酸钙溶液自静脉回血端泵入,10% 葡萄糖酸钙溶液(QCa)(ml/h)=(0.1~0.25)×QB(ml/min)。5% 碳酸氢钠溶液与基础置换液分开,于滤器后泵入血路。调节 5% 碳酸氢钠溶液速度,使最终总液体 HCO_3^- 浓度控制在 35~40mmol/L(1mmol 的枸橼酸钠代谢产生 Na^+ 3mmol 和 HCO_3^- 3mmol)。

枸橼酸钠抗凝时,为达到理想的体外循环局部枸橼酸浓度(4mmol/L)或理想的 Ca^{2+} 浓度(0.2~0.35mmol/L),可适当降低血流量,增加 QCi/QB 比值。

治疗过程中,如果管路动脉端或患儿静脉采血检测的总钙/游离钙(TCa/iCa)>2.5,伴阴离子间隙增加的代谢性酸中毒,提示机体不能及时充分代谢枸橼酸盐,应减少枸橼酸钠输入剂量或停止治疗。

（四）阿加曲班

阿加曲班在儿童血液净化中的应用并不成熟,可参照成人适当减量。成人血液透析、血液滤过、血液透析滤过或 CRRT 患者,一般首剂量为 250μg/kg、追加剂量为 2μg/(kg·min)。对 CRRT 患者给予 1~2μg/(kg·min)持续滤器前输注。血液净化治疗结束前 20~30 分钟停止追加。应依据患者血浆部分活化凝血酶原时间的监测来调整剂量。

对于危重症和肝功能不全患儿,使用阿加曲班应加强监测并适当减量。

（五）无抗凝剂

血液透析、血液滤过、血液透析滤过或 CRRT 患儿,血液净化实施前给予 4mg/dl 的肝素生理盐水预冲、保留 20 分钟后,再给予生理盐水 500ml 冲洗;血液净化治疗过程每 30~60 分钟,给予 100~200ml 生理盐水冲洗管路和滤器。对于有条件实施枸橼酸钠或阿加曲班抗凝治疗时,应尽可能避免应用无抗凝剂的方案。

五、抗凝治疗的监测

由于血液净化患儿的年龄、性别、生活方式、原发疾病以及合并症不同,患儿个体间血液凝血状态差异较大。因此,为确定个体化的抗凝治疗方案,应实施凝血状态监测。

（一）血液净化前和结束后凝血状态的监测

血液净化前凝血状态的监测主要是为了评估患儿基础凝

血状态,指导血液净化过程中抗凝剂的种类和剂量选择。血液净化结束后凝血状态的监测主要是了解患儿血液净化结束后体内凝血状态是否恢复正常以及是否具有出血倾向,目的是评估抗凝治疗方案的安全性。因此,血液净化前和结束后凝血状态的评估是全身凝血状态的监测,需要从血液净化管路动脉端或患儿外周静脉采集血样进行检测。

（二）血液净化过程中凝血状态的监测

血液净化过程中凝血状态的监测主要是为了评估患儿血液净化过程中体外循环是否达到充分抗凝、患儿体内凝血状态受到抗凝剂影响的程度以及是否易于出血,因此,不仅要监测体外循环管路中的凝血状态,而且还要监测患儿全身的凝血状态。从血液净化管路静脉端采集的样本,由于血液刚刚流过体外循环管路,因此各项凝血指标的检测可反映体外循环的凝血状态,目的是评估抗凝治疗方案的有效性;从血液净化管路动脉端采集的样本,由于血液刚刚从体内流出,因此各项凝血指标的检测可反映患儿的全身凝血状态,目的是评估抗凝治疗方案的安全性。血液净化过程中凝血状态的监测,需要同时采集血液净化管路动静脉端血样进行凝血指标的检测,两者结合才能全面地判断血液透析过程中的凝血状态。

（三）不同抗凝剂的检测指标

1. 以肝素作为抗凝剂时,推荐采用 ACT 进行监测,也可采用 APTT 进行监测。理想的状态应为在血液净化过程中,从血液净化管路静脉端采集的样本的 ACT 或 APTT 维持治疗前的 1.5~2.5 倍,治疗结束后从血液净化管路动脉端采集的样本的 ACT 或 APTT 基本恢复治疗前水平。

2. 以低分子量肝素作为抗凝剂时,可采用抗凝血因子 Xa 活性进行监测。建议无出血倾向的患儿抗凝血因子 Xa 活性维持在 500~1 000U/L,伴有出血倾向的血液透析患儿维持在 200~400U/L。但抗凝血因子 Ⅹa 活性不能即时检测,临床指导作用有限。

3. 以枸橼酸钠作为抗凝剂时,应监测滤器后和患儿体内游离钙离子浓度,也可监测 ACT 或 APTT,从血液净化管路静脉端采集的样本的 ACT 或 APTT 维持于治疗前的 1.5~2.5 倍,而治疗过程中和结束后从血液净化管路动脉端采集的样本的 ACT 或 APTT 应与治疗前无明显变化。

4. 以阿加曲班作为抗凝剂时,可采用 APTT 进行监测。从血液净化管路静脉端采集的样本的 APTT 维持于治疗前的 1.5~2.5 倍,而治疗过程中和结束后从血液净化管路动脉端采集的样本的 APTT 应与治疗前无明显变化。

(四) 监测时机

1. 对于第一次进行血液净化的患儿,推荐进行血液净化治疗前、治疗过程中和结束后的全面凝血状态监测,以确立合适的抗凝剂种类和剂量。

2. 对于某个患儿来说,每次血液净化过程的凝血状态差别不大,因此,一旦确定患儿的抗凝药物种类和剂量,则无需每次血液净化过程都监测凝血状态,仅需要定期(1~3 个月)评估。

六、抗凝治疗的并发症与处理

(一) 抗凝不足引起的并发症

主要包括:透析器和管路凝血、透析过程中或结束后发生血管栓塞性疾病。

1. **常见原因**

(1)存在出血倾向而没有应用抗凝剂。

(2)透析过程中抗凝剂剂量不足。

(3)先天性或因大量蛋白尿引起的抗凝血酶不足或缺乏,而选择普通肝素或低分子量肝素作为抗凝药物。

2. 预防与处理

(1)对于合并出血或出血高危风险的患儿,有条件的单位应尽可能选择枸橼酸钠或阿加曲班作为抗凝药物。采用无抗凝剂时应加强滤器和管路的监测,加强生理盐水的冲洗。

(2)应在血液净化实施前对患儿的凝血状态充分评估,并在监测血液净化治疗过程中凝血状态变化的基础上,确立个体化的抗凝治疗方案。

(3)有条件的单位应在血液净化治疗前检测患儿血浆抗凝血酶的活性,以明确是否适用肝素或低分子量肝素。

(4)发生滤器凝血后应及时更换滤器。出现血栓性疾病的患儿应给予适当的抗凝、促纤溶治疗。

(二) 出血

1. 常见原因

(1)抗凝剂剂量使用过大。

(2)合并出血性疾病。

2. 预防与处理

(1)血液净化实施前应评估患儿的出血风险。

(2)在对患儿血液透析前和过程中凝血状态检测和评估的基础上,确立个体化抗凝治疗方案。

(3)对于发生出血的患儿,应重新评估患儿的凝血状态,停止或减少抗凝药物剂量,重新选择抗凝药物及其剂量。

(4)针对不同出血的病因给予相应的处理,并针对不同的抗凝剂给予相应的拮抗剂治疗。肝素或低分子量肝素过量可给予适量的鱼精蛋白;枸橼酸钠过量可补充钙制剂;阿加曲班过量可短暂观察,严重过量可给予凝血酶原制剂或血浆。

（三）抗凝剂本身的药物不良反应

1. 肝素诱发的血小板减少症(heparin-induced thrombo-cytopenia,HIT)

（1）病因:机体产生抗肝素 - 血小板 4 因子复合物抗体所致。

（2）临床表现:HIT 以血小板计数减低,伴或不伴血栓形成为主要临床表现,少数患者可出现急性全身反应,HIT 相关出血少见。血小板计数减低是 HIT 患者最主要的临床表现,常见的变化特征是血小板计数下降至其基线值的 50% 以上(见于 90% 的 HIT 患者),降低 30%~50% 的比例不到 10%,且最低血小板计数一般 $\geqslant 20 \times 10^9/L$(最低值平均为 $55 \times 10^9/L$)。应注意基线血小板计数较高的患者,即使血小板下降 50% 以上仍可在正常范围,但一般低于 $150 \times 10^9/L$。

（3）诊断:肝素暴露的患者,如果出现血小板下降和 / 或血栓形成应考虑 HIT 的可能。首先应进行临床可能性评估,采用 4T 评分(验前概率评分);中度和高度临床可能性的患者应检测 HIT 抗体,不能确认和有条件者可以进行血小板功能实验(具体参照《肝素诱导的血小板减少症中国专家共识(2017)》)。

（4）一经诊断或者临床高度怀疑(中高度临床可能性),应立即停用肝素类抗凝药物,包括使用肝素冲管,并使用非肝素类抗凝药物替代抗凝。替代药物包括阿加曲班、比伐卢定、磺达肝癸钠、新型口服抗凝药和华法林。

HIT 治疗分为初始治疗阶段和维持治疗阶段。可用于 HIT 的初始抗凝治疗的药物包括胃肠外给药的直接凝血酶抑制剂(如比伐卢定、阿加曲班),间接 Xa 抑制剂磺达肝癸钠等。需注意,不论是否有血栓形成,低分子量肝素均不能用于 HIT

患者治疗。初始治疗不能使用华法林,血小板 $\geq 150 \times 10^9$/L 或恢复至基线水平方可换用华法林维持治疗;个别情况下(如妊娠女性)可使用磺达肝癸钠。新型口服抗凝药利伐沙班可用于 HIT 的初始及维持治疗。

2. 高脂血症、骨质脱钙

(1)病因:长期使用肝素或低分子量肝素所致。与肝素相比,低分子量肝素较少发生。

(2)预防与处理:在保障充分抗凝的基础上,尽可能减少肝素或低分子量肝素剂量;对存在明显高脂血症和骨代谢异常的患儿,推荐使用低分子量肝素。

3. 低钙血症、高钠血症和代谢性碱中毒

(1)病因:枸橼酸钠使用剂量过大或使用时间过长,或存在电解质和酸碱失衡,或存在肝脏、肺脏功能异常。

(2)预防与处理:采用无碱、低钠的置换液;治疗过程中应密切监测游离钙离子浓度、调整枸橼酸钠和钙剂的输入速度与剂量;发生后应改变抗凝方式,并调整透析液和置换液的成分,给予积极纠正。

附:无隧道无涤纶套/带隧道带涤纶套中心静脉导管的抗凝方案

1. 对于没有枸橼酸盐使用禁忌的患儿,无论是否合并活动性出血或高危出血风险,可采用 4% 枸橼酸钠溶液封管。

2. 对于没有肝素使用禁忌且无严重出血的患儿,可采用 1 000U/ml 浓度的肝素溶液封管。

3. 合并导管内血栓形成的患儿,建议每周 1 次使用 1mg 重组组织型纤溶酶原激活剂(recombinant tissue plasminogen activator,rtPA)溶液封管。因患儿经济条件等因素难以应用

rtPA 时,可采用 10 万 U 尿激酶溶液封管。

4. 对于血液高凝状态明显或血栓栓塞疾病高风险的患儿,除外药物禁忌后,推荐给予抗血小板药物或低分子量肝素作为基础治疗。

5. 发生导管感染、需要导管内使用抗菌药物时,推荐以 4% 枸橼酸钠溶液作为基础抗凝药物。使用肝素溶液作为基础抗凝药物时,必须注意肝素与抗菌药物之间是否存在配伍禁忌。

(夏正坤)

第三节　血液透析

血液透析采用弥散、超滤和对流原理清除血液中代谢废物、有害物质和过多水分,是最常用的肾脏替代治疗方法之一,也可用于治疗药物或毒物中毒等。

一、适应证及禁忌证

(一) 适应证

1. 终末期肾病

(1) 建议患儿进入透析治疗指征:肾小球滤过率(GFR) <15ml/(min·1.73m²),当有下列情况时,可酌情提前开始透析治疗:顽固的细胞外液超负荷;高钾血症;代谢性酸中毒;高磷血症;高钙或低钙血症;贫血;神经系统异常(如神经病、脑病);不能解释的日常生活障碍或生活质量下降;胸膜炎或心包炎;顽固性高血压;生长发育迟缓;体重明显下降和营养不良,消化系统症状(恶心、呕吐等)。

(2) 无论临床症状如何,患儿 GFR<6ml/(min·1.73m²)应

开始透析治疗。

2. 急性肾损伤。

3. 药物或毒物中毒。

4. 严重水、钠潴留或有充血性心力衰竭、肺水肿和脑水肿。

5. 高钾血症。

6. 难以纠正的酸中毒。

7. 代谢紊乱。

（二）禁忌证

无绝对禁忌证,但下列情况应慎用:

1. 颅内出血或颅内压增高。

2. 药物难以纠正的严重休克。

3. 严重心肌病变病并有难治性心力衰竭。

4. 活动性出血。

5. 精神不正常、不合作者或患儿家属不同意者。

二、血管通路的建立

临时或短期血液透析治疗患儿可以选用临时中心静脉置管血管通路;需较长期血液透析治疗患儿应选用长期血管通路。具体见第三章第一节。

三、透析处方确定及调整

（一）首次透析患儿(诱导透析期)

1. 透析前检查　透析前应进行乙型和丙型肝炎病毒、HIV 和梅毒血清学指标检测及肺结核等呼吸道传染病检查,以决定透析治疗分区及血液透析机安排。

2. 确定抗凝方案　治疗前患儿凝血状态评估和抗凝药

物的选择及抗凝方案参照第三章第二节。

3. 确定每次透析治疗时间　建议首次透析时间为 1.5~2 小时,不超过 3 小时,以后逐渐延长透析时间至每次 3~5 小时。

4. 确定血流量　首次透析血流速度可设定为 3ml/(kg·min)。以后根据患儿情况逐渐调高血流速度为 3~5ml/(kg·min)。永久性血管通路患儿血流量可达 6~8ml/(kg·min)。

5. 根据患儿体重,计算体外循环(血路管和透析器的大小和容积)量,应小于体重的 8%~10%,选择合适膜面积透析器和血路管。首次透析应选择相对小面积的透析器以防止透析失衡综合征的发生。以后透析器的膜面积应尽可能大,但不应超过患儿的体表面积。

6. 透析液流速　可设定为 500ml/min。婴幼儿可减为 250ml/min。

7. 透析液成分　常不作特别要求,可参照透析室常规应用。可依据患儿透析前容量负荷、血压控制情况以及血钠、血钾、血钙水平,个体化调整透析液中 Na^+、K^+、Ca^{2+} 的浓度,如高钾血症患儿透析液钾浓度以 2mmol/L 为宜;血钾正常或低钾血症患儿透析液钾浓度以 3mmol/L 为宜。

8. 透析液温度　常设定为 37℃左右,可根据患儿临床实际情况个体化调整,如低温透析,可设定透析液温度 35℃。

9. 确定透析超滤总量和速度　根据患儿容量状态及心肺功能、残余肾功能、血压水平等情况设定透析超滤量和超滤速度。建议每次透析超滤总量不超过体重的 5%,超滤速度不超过 0.35ml/(kg·min)。存在严重水肿、急性肺水肿等情况时,超滤速度和总量可适当提高。在 1~3 个月内逐步使患儿透析后体重达到"干体重"。

10. 透析频率　诱导透析期内为避免透析失衡综合征,

建议适当增加患儿每周透析频率。根据患儿透析前残余肾功能,可采取开始透析的第一周透析 3~5 次,以后根据治疗反应及残余肾功能、机体容量状态等,逐步过渡到每周 2~3 次透析。

(二)维持透析期

维持透析患儿建立透析病历。每次透析前均应进行症状和体征评估,观察有无出血,测量体重,评估血管通路,并定期进行血生化检查及透析充分性评估,以调整透析处方。

1. **确定抗凝方案** 参照第三章第二节。

2. **超滤量及超滤速度设定**

(1)干体重的设定:干体重是因透析超滤能够达到最大限度的体液减少且不发生低血压时的体重,即采用血液透析缓慢超滤至出现低血压时的体重。此时患儿体内无水潴留也不缺水,是感觉舒适的理想体重。由于儿童生长发育,营养状态等的变化会影响体重,小婴儿每周评估 1 次,年长儿童可每 2 周评估 1 次。

干体重的标准:①透析过程中无明显的低血压;②透析前血压得到有效控制;③临床无水肿表现;④胸部 X 线无肺淤血征象;⑤心胸比值在同龄儿的正常范围;⑥有条件者也可以应用超声心动测定下腔静脉直径、生物化学标志物或采用生物电阻抗法等技术进行机体容量评估。

(2)每次透析前应根据患儿既往透析过程中血压和透析前血压情况、机体容量状况以及透析前实际体重,计算超滤量。建议每次透析超滤总量不超过体重的 5%。存在严重水肿、急性肺水肿等情况时,超滤速度和总量可适当提高。

(3)根据透析总超滤量及预计治疗时间,设定超滤速度。在治疗中应密切监测血压变化,避免透析中低血压等并发症发生。

3. **透析治疗时间**　依据透析治疗频率,设定透析治疗时间。建议每周 2 次透析者为 5.0~5.5 小时 / 次,每周 3 次者为 3~4 小时 / 次,每周透析时间至少 10 小时以上。

4. **透析治疗频率**　一般建议每周 3 次透析。对于残余肾功能较好、刚开始透析的患儿,可予以每周 2 次透析,但不作为常规透析方案。随着残余肾功能的丧失,很快需要 1 周 3 次透析。

5. **血流速度**　每次透析时,先予以 2~3ml/(kg·min) 血流速度治疗 15 分钟左右,如无不适反应,调高血流速度至 3~5ml/(kg·min)。永久性血管通路患儿血流量可达 6~8ml/(kg·min)。但对于存在严重心律失常的患儿,可酌情减慢血流速度,并在治疗中密切监测患儿生命体征变化。

6. **透析液设定**

(1)每次透析时要对透析液流速、透析液溶质浓度及温度进行设定。

(2)透析液流速:一般设定为 500ml/min。如采用高通量透析,可适当提高透析液流速至 800ml/min。婴幼儿可减为 300ml/min。

(3)透析液溶质浓度:

1)钠浓度:常为 135~140mmol/L,应根据血压情况选择。高血压控制不佳时可选用个体化的透析液钠浓度,通过测定患儿 3 次透析前血钠水平,计算其平均血钠浓度,乘以 95% 作为透析液钠浓度。也可选用低钠透析液,但应注意肌肉抽搐、透析失衡综合征及透析中低血压或高血压发生危险。反复透析中低血压可选用较高钠浓度透析液,或采用透析液钠浓度由高到低的序贯钠浓度透析,但注意口渴、透析间期体重增长过多、顽固性高血压等不良后果。

2)钾浓度：为 0~4mmol/L,常设定为 2mmol/L。对维持性透析患儿,根据患儿血钾水平、存在心律失常等合并症或并发症、输血治疗、透析模式等情况,选择合适钾浓度透析液。每天透析或服用地高辛类药物的患儿,可适当选择较高钾浓度透析液。低钾浓度透析液可引起血钾下降过快,并导致心律失常甚至心搏骤停。

3)钙浓度：常用透析液钙浓度为 1.25~1.75mmol/L。透析液钙浓度过高易引起高钙血症,并导致机体发生严重异位钙化等并发症,建议使用钙浓度为 1.25~1.5mmol/L 的透析液。当存在顽固性高血压、高钙血症、难以控制的继发性甲状旁腺功能亢进时,选用钙浓度为 1.25mmol/L 的透析液,并建议联合应用活性维生素 D 及其类似物、磷结合剂及拟钙剂治疗。血 iPTH 水平过低时也应选用钙浓度为 1.25mmol/L 的透析液。当透析中反复出现低钙抽搐、血钙较低、血管反应性差导致反复透析低血压时,可短期选用钙浓度为 1.75mmol/L 的透析液,但此时应密切监测血钙、血磷、血 iPTH 水平,并定期评估组织器官的钙化情况,防止出现严重的骨矿物质代谢异常。

(4)透析液温度：为 35.5~37.5℃,常设定为 36.5℃。透析中常不对透析液温度进行调整。但如反复发作透析低血压且与血管反应性有关,可适当调低透析液温度。对于高热患儿,也可适当调低透析液温度,以达到降低体温的作用。

四、血液透析操作

(一)血液透析操作流程
血液透析操作流程如图 3-2。

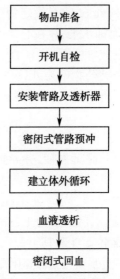

图 3-2　血液透析操作流程

（二）操作步骤

操作前，应检查并保持透析治疗区干净整洁，患儿及家长在候诊区等候，操作护士应洗手、戴口罩。

1. **物品准备**　准备血液透析器、血液透析管路、内瘘患儿备穿刺针、无菌治疗巾、生理盐水、皮肤消毒剂和棉签等消毒物品、止血带、一次性手套、透析液等。

2. **开机自检**

（1）检查透析机电源线连接是否正常。

（2）打开机器电源总开关。

（3）按照机器要求完成全部自检程序，严禁简化或跳过自检步骤。

3. 血液透析器和管路的安装

(1) 检查血液透析器及透析管路有无破损,外包装是否完好。

(2) 查看有效日期、型号。

(3) 按照无菌原则进行操作。

(4) 安装管路顺序:按照体外循环的血流方向依次安装。

4. 密闭式预冲

(1) 普通单人用血液透析机:

1) 启动透析机血泵至 80~100ml/min,用生理盐水先排净透析管路和透析器血室(膜内)气体。生理盐水流向为动脉端→透析器→静脉端,不得逆向预冲。

2) 将泵速调至 200~300ml/min,连接透析液接头与透析器旁路,排净透析器透析液室(膜外)气体。

3) 生理盐水预冲量应严格按照透析器说明书中的要求,若需要进行闭式循环或肝素生理盐水预冲,应在生理盐水预冲量达到后再进行。

4) 预冲生理盐水直接流入废液收集袋中,并且废液收集袋放于机器液体架上,不得低于操作者腰部以下;不建议将预冲生理盐水直接流入开放式废液桶中。

5) 冲洗完毕后应根据医嘱设置治疗参数。

(2) 集中供透析液自动透析系统:透析液在线预冲量 ≥ 4 000ml,透析监视装置(血液透析机)自动采用逆超滤,膜外、膜内、动脉端、静脉端分别预冲。

5. 建立体外循环(上机)

透析器及管路预冲完毕,安排患儿有序进入透析治疗区。

(1) 操作流程:如图 3-3。

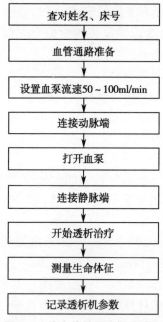

图 3-3 建立体外循环操作流程

(2)血管通路准备：

1)动静脉内瘘穿刺：

A.检查血管通路：检查有无红肿、渗血、硬结,检查穿刺部位清洁度,并摸清血管走向和搏动,听诊瘘体杂音。

B.选择穿刺点后,用合规有效的消毒剂消毒穿刺部位的皮肤。

C.根据血管的粗细和血流量要求等选择穿刺针。

D.操作者穿刺前应戴护目镜和清洁手套,在阳性治疗区建议穿防护服。

E.采用阶梯式、扣眼式等方法,以合适的角度穿刺血管。先穿刺静脉,再穿刺动脉,动脉端穿刺点距动静脉内瘘口>3cm 以上、动静脉穿刺点的距离 >5cm 以上为宜,固定穿刺针。根据医嘱推注首剂量抗凝剂。

2)中心静脉留置导管连接:

A. 准备治疗包、消毒物品和医用垃圾袋等。

B. 颈部静脉置管的患儿头应偏向对侧,戴口罩。打开静脉导管敷料和伤口敷料,观察导管入口处有无红肿和渗出、导管固定情况等。

C. 先消毒导管入口周围皮肤,再分别消毒导管和导管夹子。

D. 辅助人员戴无菌手套固定导管。

E. 打开治疗包,戴无菌手套,将治疗包内无菌治疗巾垫于静脉导管下,将导管放于无菌治疗巾上。

F. 先检查导管夹子是否处于夹闭状态,再取下导管肝素帽。

G. 分别消毒导管接头,并避免导管接触非无菌表面,尽可能减少在空气中暴露的时间。推荐使用无色透明、分隔膜接头,形成管路封闭系统,5~7 天更换,减少导管接头频繁更换带来的污染机会。如发现接头有裂痕或无法去除的血液残留时,应立即更换。

H. 用注射器回抽导管内封管液,推注在纱布上检查是否有凝血块,回抽量为动、静脉管各 2ml 左右。如果导管回抽血流不畅时,应认真查找原因,严禁使用注射器用力推注导管腔。

I. 根据医嘱从导管静脉端推注首剂量抗凝剂,连接体外循环。

J. 将医疗污物放于医疗垃圾桶中。

(3)血液透析中的监测：

1)体外循环建立后,应立即测量血压、脉搏,观察患儿反应,对大年龄儿可询问患儿的自我感觉,详细记录在血液透析记录单上。

2)自我查对：

A. 按照体外循环管路走行的顺序,依次查对体外循环管路系统各连接处和管路开口处,未使用的管路开口应处于加帽密封和夹闭管夹的双保险状态。

B. 根据医嘱查对机器治疗参数。

C. 治疗开始后,应对机器控制面板和按键部位等高频接触部位进行消毒擦拭。

3)双人查对：自我查对后,与另一名护士同时再次查对上述内容,并在治疗记录单上签字。

4)在血液透析治疗过程中应给予心电监护,每 0.5 小时 1 次仔细观察并询问(大年龄)患儿自我感觉,测量血压、心率,观察穿刺部位有无渗血、穿刺针有无脱出移位,并准确记录。

5)如果患儿血压、心率等生命体征出现明显变化,应及时告知医师进行处理。

6. 回血下机

(1)密闭式回血：

1)调整血液流量至 50~100ml/min。

2)打开动脉端预冲侧管,用生理盐水将存留在动脉侧管内的血液回输 20~30 秒。

3)关闭血泵,靠重力将动脉侧管近心侧的血液回输入患儿体内。

4)夹闭动脉管路夹子和动脉穿刺针处夹子。

5)打开血泵,用生理盐水全程回血。在回血过程中,可使用双手左右转动滤器,但不得用手挤压静脉端管路。当生理盐水回输至静脉壶、安全夹自动关闭后,停止继续回血。回血过程中禁止管路从安全夹中强制取出。

6) 夹闭静脉管路夹子和静脉穿刺针处夹子。

7) 先拔出动脉内瘘穿刺针,再拔出静脉内瘘穿刺针,放入透析专用锐器盒,注意避免针刺伤和血、液体滴洒。压迫穿刺部位 2~3 分钟,用弹力绷带或胶布加压包扎动、静脉穿刺部位 10~20 分钟。

采用中心静脉导管作为血管通路时的回血操作为:①颈部静脉置管的患儿的头应偏向对侧,戴口罩。②操作者重新消毒导管入口周围的皮肤,再分别消毒导管、导管夹子及导管和管路接头。将已打开包装的肝素帽,放置无菌敷料上。③辅助人员协助固定透析动静脉管路。④操作者戴无菌手套,先断开中心静脉导管动脉端与管路的连接,固定导管动脉端。辅助人员协助连接已抽吸生理盐水的注射器,操作者打开导管夹。辅助人员以脉冲式手法推注生理盐水冲洗留置导管管腔后,匀速注射封管液,操作者关闭导管夹、连接肝素帽。推荐使用预冲式导管冲洗装置,减少污染及感染风险。如导管使用分隔膜接头,则应螺旋断开与透析机管路的连接,按规范进行分隔膜接头表面消毒后连接注射器或预冲式导管冲洗装置,进行冲封管操作。⑤再按照同样操作断开中心静脉导管静脉端与管路连接,注射封管液,连接肝素帽。⑥用无菌敷料覆盖导管入口周围皮肤。用无菌敷料包扎中心静脉导管。辅助人员协助用胶布固定。

8) 操作者通过机器的污水管道排空透析器膜内外及其管路内的液体(机器具有自动废液排放功能,按照机器要求进行排空;没有自动排放功能的机器应通过透析器膜内外压力差的方式,进行人工密闭式排放)。排放完毕后,将体外循环管路、滤器取下,就近放入医疗废弃物容器内,封闭转运。

9)擦拭机器完毕后,脱下手套,洗手。

10)嘱患儿平卧 10~20 分钟后:①检查动、静脉穿刺针部位无出血或渗血后松开包扎带;②测量生命体征;③内瘘为血管通路者听诊内瘘杂音。

11)整理物品,记录治疗单,签名。

12)如患儿生命体征平稳,穿刺部位无出血,内瘘杂音良好,则向患儿及家长交代注意事项,送患儿至其监护人离开血液净化中心。

(2)特殊回血法:对于少部分内瘘压力过高、凝血异常、进行无抗凝剂透析等情况,可采用特殊回血方法。

1)消毒用于回血的生理盐水瓶塞和瓶口。

2)插入无菌大针头,放置在机器顶部。

3)调整血液流量至 50~100ml/min。

4)关闭血泵。

5)夹闭动脉穿刺针夹子,拔出动脉针,按压穿刺部位 2~3 分钟,用弹力绷带或胶布加压包扎。

6)拔出穿刺针,放入透析专用锐器盒,注意避免针刺伤和血、液体滴洒。

7)将动脉管路与生理盐水上的无菌大针头连接,悬挂于输液架上。

8)打开血泵,用生理盐水全程回血。

9)夹闭静脉管路夹子和静脉穿刺针处夹子,拔出静脉针,放入透析专用锐器盒。注意避免针刺伤和血、液体滴洒。压迫穿刺部位 2~3 分钟,用弹力绷带或胶布加压包扎。

10)后面操作同密闭式回血 8)~12)。

7. 透析机消毒

(1)每班次透析结束后,机器表面采用 500mg/L 含氯消毒剂擦拭或采用中高效消毒剂擦拭。

(2)机器表面若有肉眼可见污染时应立即用可吸附的材料清除污染物(血液、透析废液等),再用 500mg/L 含氯消毒剂擦拭机器表面或采用中高效消毒剂擦拭。

(3)每班次透析结束后应进行机器内部消毒。消毒方法按照说明书要求进行。

(4)发生透析器破膜,传感器血迹或液体污染时,应立即更换透析器和传感器保护罩。若发生传感器保护罩破损,应立即更换传感器保护罩,待此次治疗结束后请工程专业人员处理。

五、透析患儿的管理及监测

加强维持性血液透析患儿的管理及监测是保证透析效果、提高患儿生活质量、改善患儿预后的重要手段,包括建立系统而完整的病历档案和透析间期患儿的教育管理,定期监测、评估各种并发症和合并症情况,并做出相应处理。

(一) 建立系统完整的病历档案

应建立血液透析病历,记录患儿原发病、并发症和合并症情况,并对每次透析中出现的不良反应、平时的药物等治疗情况、患儿的实验室和影像学检查结果进行记录。有利于医护人员全面了解患儿病情,调整治疗方案,最终提高患儿生活质量和长期生存率。

(二) 透析间期的患儿管理

1. 加强教育,建立良好的生活作息,纠正不良生活习惯。

2. 进行饮食控制,包括控制水和钠盐摄入,使透析间期体重增长不超过 5%;控制饮食中磷的摄入,少食高磷食物;控制饮食中钾摄入,以避免发生高钾血症。保证患儿每天蛋白质摄入量比同龄儿膳食营养素参考摄入量额外增加 0.1g/kg,并保证足够的碳水化合物摄入,以避免出现营养不良。

3. 指导患儿及家长记录每天尿量及每天体重情况,并保证大便通畅;有条件时每天测量血压情况并记录。

4. 指导患儿及家长维护和监测血管通路。对采用动静脉内瘘者每天应对内瘘进行检查,包括触诊检查有无震颤,也可听诊检查有无杂音;对中心静脉置管患儿每天应注意置管部位出血、局部分泌物、管体有无脱出和局部出现不适表现等。一旦发现异常应及时就诊。

(三) 并发症和合并症定期评估与处理

常规监测指标及其检测频率推荐:

1. 血常规、肾功能、血电解质(包括血钾、血钙、血磷、HCO_3^- 或 CO_2CP 等)建议每 1~3 个月检查 1 次。

2. 铁代谢指标,见第五章第三节。

3. iPTH 监测,见第四章第七节。

4. 对整体营养评估及炎症状态评估,建议每 3 个月评估 1 次。

5. 检测尿清除指数(Kt/V)和尿素下降率(urea reduction ratio,URR)。建议每 3 个月评估 1 次。要求 spKt/V 至少为 1.2,目标为 1.4 ;URR 至少为 65%,目标为 70%。

6. 传染病学指标必须检查,包括乙型和丙型肝炎病毒标志物、HIV 和梅毒血清学指标。要求开始透析不满 6 个月的患儿,应每 1~3 个月检测 1 次;维持性透析 6 个月以上的患儿,应每 6 个月检测 1 次。

7. 心血管结构和功能测定,包括心电图、心脏超声波、外周血管彩色超声波等检查。建议每 6~12 个月 1 次。

8. 建议每 3~6 个月检查胸正侧位片。

9. 应进行内瘘血管检查评估,每次内瘘穿刺前均应检查内瘘皮肤、血管震颤、有无肿块等改变。并定期进行内瘘血管流量、血管壁彩色超声等检查,具体见第三章第一节。

六、血液透析并发症及处理

(一)低血压
详见第五章第一节。

(二)透析失衡综合征
透析失衡综合征是指发生于透析中或透析后早期,以脑电图异常及全身和神经系统症状为特征的一组病症。轻者可表现为头痛、恶心、呕吐及躁动;重者出现抽搐、意识障碍甚至昏迷。

1. **病因** 发病机制是由于血液透析快速清除溶质,导致患儿血液溶质浓度快速下降,血浆渗透压下降,血液和脑组织液渗透压差增大,水向脑组织转移,从而引起颅内压增高、颅内 pH 改变。透析失衡综合征可以发生在任何一次透析过程中,但多见于首次透析、透析前血肌酐和血尿素很高、快速清除毒素(如高效透析)等情况。

2. **治疗**

(1)轻者仅需减慢血流速度,以减少溶质清除,减轻血浆渗透压和 pH 过度变化。对伴肌肉痉挛者可同时输注 4% 碳酸氢钠溶液、10% 氯化钠溶液或 50% 葡萄糖溶液,并予以相应对症处理。如经上述处理仍无缓解,则应提前终止透析。

(2)重者(出现抽搐、意识障碍和昏迷)建议立即终止透析,并作出鉴别诊断,排除脑血管意外,同时输注20%甘露醇溶液。之后根据治疗反应予以其他相应处理。透析失衡综合征引起的昏迷一般于24小时内好转。

3. **预防**　针对高危人群采取预防措施,是避免发生透析失衡综合征的关键。

(1)首次透析患儿:应避免短时间内快速清除大量溶质。首次透析血清尿素氮下降控制在30%~40%以内。建议采用低效透析方法,包括减慢血流速度、缩短每次透析时间(每次透析时间控制在2~3小时内)、应用膜面积小的透析器等。

(2)维持性透析患儿:采用可调钠透析结合程序超滤可降低透析失衡综合征的发生率。另外,规律和充分透析,增加透析频率、缩短每次透析时间等对预防有效。

(三) 恶心和呕吐

1. **积极寻找原因**　常见原因有透析低血压、透析失衡综合征、透析器反应、透析液受污染或电解质成分(如高钠、高钙)异常等。

2. **处理**

(1) 对低血压导致者采取紧急处理措施(见第四章第二节)。

(2) 在针对病因处理的基础上采取对症处理,如应用止吐剂。

(3)加强对患儿的观察及护理,避免发生误吸事件,尤其是神志欠清者。

3. **预防**　针对诱因采取相应的预防措施是避免出现恶心、呕吐的关键,如采取措施避免透析中低血压发生。

（四）头痛

1. 积极寻找原因　常见原因有透析失衡综合征、严重高血压等。

2. 治疗

（1）明确病因，针对病因进行干预。

（2）如无脑血管意外等颅内器质性病变，可应用对乙酰氨基酚等止痛药对症治疗。

3. 预防　针对诱因采取适当措施是预防的关键，包括：应用低钠透析、避免透析中高血压发生、规律透析等。

（五）皮肤瘙痒

皮肤瘙痒是透析患儿常见的不适症状，有时严重影响患儿的生活质量。透析治疗会促发或加重症状。

1. 寻找可能原因　尿毒症患儿皮肤瘙痒的发病机制尚不完全清楚。与尿毒症本身、透析治疗及钙磷代谢紊乱等有关。其中透析过程中发生的皮肤瘙痒需要考虑与透析器反应等变态反应有关。一些药物或肝病也可诱发皮肤瘙痒。

2. 治疗　在保证充分透析基础上可采取适当的对症处理措施，包括应用抗组胺药物、外用含镇痛剂的皮肤润滑油等。也可联用血液灌流或血液透析滤过治疗。

3. 预防　针对可能的原因采取相应的预防手段，包括控制患儿血清钙、磷和 iPTH 于适当水平，避免应用一些可能会引起瘙痒的药物；使用生物相容性好的透析器和管路；避免应用对皮肤刺激大的清洁剂；应用一些保湿护肤品以保持皮肤湿度；衣服尽量选用全棉制品等。

（六）肌肉痉挛

多出现在每次透析的中后期。一旦出现应首先寻找诱因，根据原因采取处理措施，并在以后的透析中采取措施，预防再次发作。

1. 寻找诱因   是处理的关键。透析中低血压、低血容量、超滤速度过快及应用低钠透析液治疗等导致肌肉血流灌注降低是引起透析中肌肉痉挛最常见的原因;血电解质紊乱和酸碱失衡也可引起肌肉痉挛,如低镁血症、低钙血症、低钾血症等。

2. 治疗   根据诱发原因酌情采取措施,可快速输注生理盐水(0.9% 氯化钠溶液 100ml,可酌情重复)、50% 葡萄糖溶液或 20% 甘露醇溶液,对痉挛肌肉进行外力挤压按摩也有一定疗效。

3. 预防   针对可能的诱发因素,采取措施。

(1)防止透析低血压发生及透析间期体重增长过多,每次透析间期体重增长不超过干体重的 5%。避免透析中超滤速度过快,尽量不超过 0.35ml/(kg·min)。

(2)适当提高透析液钠浓度,采用高钠透析或序贯钠浓度透析。但应注意患儿血压及透析间期体重增长。

(3)积极纠正低镁血症、低钙血症和低钾血症等电解质紊乱。

(4)鼓励患儿加强肌肉锻炼。

(七) 胸痛和背痛

1. 积极寻找病因   有无透析中溶血、低血压、空气栓塞、透析失衡综合征、心包炎、胸膜炎、透析器过敏等。

2. 治疗   在明确病因的基础上采取相应的治疗。

3. 预防   针对胸背痛的原因采取相应预防措施。

(八) 透析器反应

透析器反应既往又称"首次使用综合征"。临床分为两类:A 型反应(过敏反应型)和 B 型反应。其防治程序分别如下:

1. A 型透析器反应　主要发病机制为快速的变态反应，常于透析开始后 5 分钟内发生，少数迟至透析开始后 30 分钟。发病率不到 5 次 /10 000 透析例次。依据反应轻重可表现为皮肤瘙痒、荨麻疹、咳嗽、喷嚏、流清涕、腹痛、腹泻，甚至呼吸困难、休克、死亡等。一旦考虑为 A 型透析器反应，应立即采取处理措施，并寻找原因，采取预防措施，避免以后再次发生。

（1）紧急处理：

1）立即停止透析，夹闭血路管，丢弃管路和透析器中血液。

2）予以抗组胺药、激素或肾上腺素药物治疗。

3）如出现呼吸循环障碍，立即给予心脏呼吸支持治疗。

（2）明确病因：主要是患儿对与血液接触的体外循环管路、透析膜等发生变态反应所致，可能的致病因素包括透析膜材料、管路和透析器的消毒剂（如环氧乙烷）、透析液受污染或肝素过敏等。另外，有过敏病史及高嗜酸细胞血症、血管紧张素转换酶抑制剂（ACEI）应用者，也易出现 A 型反应。

（3）预防措施：依据可能的诱因，采取相应的措施。

1）透析前充分冲洗透析器和管路。

2）选用蒸汽或 γ 射线消毒透析器和管路。

3）对于高危人群可于透析前应用抗组胺药物，并停用 ACEI。

2. B 型反应　常于透析开始后 20~60 分钟出现，发病率为 3~5 次 /100 透析例次。其发作程度常较轻，多表现为胸痛和背痛。其诊疗过程如下：

（1）明确病因：透析中出现胸痛和背痛，首先应排除心脏等器质性疾病，如心肌缺血、心包炎等。如排除后考虑为 B 型透析器反应，则应寻找可能的诱因。B 型反应多认为是补体激活所致，与应用新的透析器及生物相容性差的透析器有关。

(2)处理:B型透析器反应多较轻,予以鼻导管吸氧及对症处理即可,常不需终止透析。

(3)预防:选择生物相容性好的透析器可预防部分B型透析器反应。

(九) 心律失常

详见第五章第二节。

(十) 溶血

表现为胸痛、胸部压迫感、呼吸急促、腹痛、发热、畏寒等。一旦发生应立即寻找原因,并采取措施予以处置。

1. 明确病因

(1)血路管相关因素:如狭窄或梗阻等引起对红细胞的机械性损伤。

(2)透析液相关因素:如透析液钠过低,透析液温度过高,透析液受消毒剂、氯胺、漂白粉、铜、锌、甲醛、氟化物、过氧化氢、硝酸盐等污染。

(3)透析中错误输血。

2. 处理　一旦发现溶血,应立即予以处理。

(1)重者应终止透析,夹闭血路管,丢弃管路中血液。

(2)及时纠正贫血,必要时可输新鲜全血,将Hb提高至许可范围。

(3)严密监测血钾,避免发生高钾血症。

3. 预防

(1)透析中应严密监测血路管压力,一旦压力出现异常,应仔细寻找原因,并及时处理。

(2)避免采用过低钠浓度透析及高温透析。

(3)严格监测透析用水和透析液,严格消毒操作,避免透析液污染。

（十一）空气栓塞

一旦发现应紧急处理,立即抢救。其处理程序如下：

1. 紧急抢救

（1）立即夹闭静脉血路管,停止血泵。

（2）采取左侧卧位,并头和胸部低、脚高位。

（3）心肺支持,包括吸纯氧,采用面罩或气管插管等。

（4）如空气量较多,有条件者可予以右心房或右心室穿刺抽气。

2. 明确病因　与任何可能导致空气进入血路管管腔部位的连接松开、脱落有关,如动脉穿刺针脱落、血路管接口松开或脱落等,另有部分与血路管或透析器破损开裂等有关。

3. 预防　空气栓塞一旦发生,死亡率极高。应严格遵守血液透析操作规章操作,避免发生空气栓塞。

（1）上机前严格检查血路管和透析器有无破损。

（2）做好内瘘针或深静脉插管的固定,透析血路管之间、血路管与透析器之间的连接。

（3）透析过程中密切观察内瘘穿刺针或中心静脉导管、透析血路管连接等有无松动或脱落。

（4）透析结束时严禁空气回血。

（5）注意透析机空气报警装置的维护。

（十二）发热

透析相关发热可出现在透析中,表现为透析开始后 1~2 小时内出现,也可出现在透析结束后。一旦血液透析患儿出现发热,应首先分析与血液透析有无关系。如由血液透析引起,则应分析原因,并采取相应的防治措施。

1. 原因

（1）多由致热原进入血液引起,如透析血路管和透析器预冲不规范、透析液受污染等。

(2)透析时无菌操作不严,可引起病原体进入血液或原有感染因透析而扩散,引起发热。

(3)其他少见原因如急性溶血、高温透析等也可出现发热。

2. 处理

(1)对于出现高热患儿,首先对症处理,包括物理降温、口服退热药等,并适当调低透析液温度。

(2)考虑细菌感染时作血培养,并予以抗生素治疗。通常由致热原引起者 24 小时内好转,如无好转应考虑是由感染引起,应继续寻找病原体证据和采用抗生素治疗。

(3)考虑是非感染因素引起者,可以应用小剂量糖皮质激素治疗。

3. 预防

(1)在透析操作中应严格规范操作,避免因操作引起致热原污染。

(2)透析前应充分冲洗透析血路管和透析器。

(3)加强透析用水及透析液监测,避免使用受污染的透析液进行透析。

(十三) 透析器破膜

1. 紧急处理

(1)一旦发现透析器破膜应立即夹闭透析血路管的动脉端和静脉端,丢弃体外循环中血液。

(2)更换新的透析器和透析血路管进行透析。

(3)严密监测患儿生命体征、症状,一旦出现发热、溶血等表现,应采取相应处理措施。

2. 寻找原因

(1)透析器质量问题。

(2)透析器储存不当,如冬天储存在温度过低的环境中。

(3)透析中因凝血或大量超滤等导致跨膜压过高。

3. 预防

(1)透析前应仔细检查透析器。

(2)透析中严密监测跨膜压,避免出现过高跨膜压。

(3)对透析机漏血报警等装置应定期检测,避免发生故障。

(十四) 体外循环凝血

1. **原因**　寻找体外循环发生凝血的原因是预防再次发生及调整抗凝剂用量的重要依据。凝血发生常与不用抗凝剂或抗凝剂用量不足等有关。另外如下因素易促发凝血,包括:

(1)血流速度过慢。

(2)外周血 Hb 过高。

(3)超滤率过高。

(4)透析中输注血液、血制品或脂肪乳剂。

(5)透析血管通路再循环过大。

(6)各种原因引起动静脉壶气泡增多、液面过高。

2. **处理**

(1)轻度凝血:常可通过追加抗凝剂用量,调高血流速度来解决。在治疗中仍应严密监测患儿体外循环凝血变化情况,一旦凝血程度加重,应立即回血,更换透析器和血路管。

(2)重度凝血:常需立即回血。如凝血重而不能回血,则建议直接丢弃体外循环血路管和透析器,不主张强行回血,以免凝血块进入体内发生栓塞事件。

3. **预防**

(1)透析治疗前全面评估患儿凝血状态、合理选择和应用抗凝剂是预防关键。

(2)加强透析中凝血状况的监测,并早期采取措施进行防治,包括:压力参数改变(动脉压力和静脉压力快速升高、静脉压力快速降低)、血路管和透析器血液颜色变暗、透析器中空纤维凝血、血路管的动脉壶或静脉壶内出现小凝血块等。

(3)避免透析中输注血液、血制品和脂肪乳等,特别是输注凝血因子。

(4)定期监测血管通路血流量,避免透析中再循环过大。

(5)避免透析时血流速度过低。如需调低血流速度,且时间较长,应加大抗凝剂用量。

七、远期并发症防治和管理

指终末期肾病患儿长期接受血液透析治疗过程中出现的并发症,包括贫血、骨矿物质代谢紊乱、生长障碍、营养不良、神经心理损害、感染、心脑血管并发症等。

(一)贫血

详见第五章第三节。

(二)骨矿物质代谢紊乱

详见第五章第四节。

(三)生长障碍

是不同于成人的儿童独有的并发症。主要与营养不足、肾性骨营养不良、代谢性酸中毒、水电解质代谢紊乱、生长激素/胰岛素样生长因子1(GH/IGF-1)轴紊乱有关。治疗包括:预防和纠正透析并发症,包括营养不足、肾性骨营养不良、代谢性酸中毒、水电解质代谢紊乱、贫血;早期强化营养[蛋白质摄入量应为基于年龄和性别的膳食营养参考摄入量基础上增加 $0.1g/(kg \cdot d)$];强化透析;重组人生长激素(rhGH)治疗。肾移植是防止和纠正生长障碍的最佳 RRT 方式。

(四)营养不良

是透析患儿的常见并发症,可增加患儿的死亡率和住院率、增加感染风险及生长障碍。主要与营养摄入不足、丢失过多、蛋白质分解代谢增加等有关。每3个月监测体重指数（body mass index，BMI）、白蛋白和氮表现率蛋白当量（protein nitrogen appearance，PNA）等，一旦发生或存在发生营养不良的危险时，即应进行干预。干预内容包括指导饮食、加强营养支持，严重者可予鼻饲、透析中胃肠外营养甚至全静脉营养等。蛋白质摄入推荐在同龄儿水平基础上有所增加。也可考虑补充一些营养辅助物质，如左旋肉碱、维生素B、叶酸、维生素C、活性维生素D、维生素E和微量元素硒及锌等。此外，采用充分透析，特别是采用高通量透析对患儿的营养改善有益处。

（五）神经心理损害

包括智力障碍、精细动作协调缺陷、认知和学习障碍等。通过优化营养管理、贫血治疗，充分血液透析，减少神经发育损害。建议神经心理损害的儿童进入特殊教育学校学习。

（六）高血压

详见第五章第一节。

（七）感染

由于透析患儿免疫功能低下、营养不良，而且使用临时血管通路，透析液或供液管路可能污染等，易发生感染。主要是细菌感染及血源性疾病感染（如肝炎病毒、艾滋病病毒感染等）。细菌感染主要表现为发热、寒战及感染部位症状，如咳嗽咳痰等。治疗的关键是应用有效抗生素进行治疗，此外营养补充及相关支持治疗非常重要。

血液透析患儿的肝炎病毒感染与患儿的免疫功能低下、透析操作不当、消毒不严格、输血等因素有关。感染后多数患儿无明显症状，少数可出现食欲缺乏、恶心、黄疸等。治疗应根据病毒复制程度、肝功能情况等决定,目标是抑制病毒复制,延缓肝病进展,防止肝硬化和肝癌发生,可采用干扰素或抗病毒化学药物治疗。预防是关键,包括严格执行透析隔离制度和消毒制度、避免输血、注射乙肝疫苗等。

（八）心血管并发症

详见第五章第二节。

八、血液透析充分性评估

对终末期肾病患儿进行充分的血液透析治疗,是提高患儿生活质量,减少并发症,改善预后的重要保证。对血液透析进行充分性评估是提高透析质量的重要保证。

（一）血液透析充分性评价指标及其标准

广义的透析充分性指患儿通过透析治疗达到并维持较好的临床状态,包括血压和容量状态、营养、心功能、贫血、食欲、体力、电解质和酸碱平衡、生活质量等。狭义的透析充分性指标主要是指透析对小分子溶质的清除,常以尿素为代表,即尿素清除指数（Kt/V）［包括单室 Kt/V（spKt/V）、平衡 Kt/V（eKt/V）和每周标准 Kt/V（std-Kt/V）］和尿素下降率（URR）。

1. **评价指标**

（1）临床综合指标:临床症状,如食欲、体力等;体征,如水肿、血压等;干体重的准确评价;血液生化指标,如血肌酐、尿素氮、电解质、酸碱指标、营养指标包括血清白蛋白等;影像学检查,如心脏超声波检查等。

（2）尿素清除指标:URR、spKt/V、eKt/V 和 std-Kt/V。

2. **充分性评估及其标准**　达到如下要求即可认为患儿得到了充分透析:

（1）患儿自我感觉良好。

（2）透析并发症较少，程度较轻。

（3）患儿血压和容量状态控制较好。透析间期体重增长不超过干体重的 5%，透析后血压小于同年龄同性别儿童的第90 百分位。

（4）血电解质和酸碱平衡指标基本维持于正常范围。

（5）营养状况良好。

（6）生长发育正常。

（7）血液透析溶质清除较好。小分子溶质清除指标单次血液透析 URR 达到 65%，spKt/V 达到 1.2 ；目标值为 URR 70%，spKt/V 1.4。

（二）采取措施达到充分透析

1. 加强对患儿及其家长的教育，提高治疗依从性，以保证完成每次设定的透析时间及每周透析计划。

2. 控制患儿透析间期容量增长。要求透析间期控制钠盐和水分摄入，透析间期体重增长不超过干体重的 5%。

3. 定期评估和调整干体重。

4. 加强饮食指导，定期进行营养状况评估和干预。

5. 通过调整透析时间和透析频率、采用生物相容性和溶质清除性能好的透析器、调整透析参数等方式保证血液透析对毒素的有效、充分清除。

6. 通过改变透析模式（如进行透析滤过、血液透析＋血液灌流治疗）及应用高通量透析膜等方法，提高血液透析对中大分子毒素的清除能力。

7. 定期对心血管、贫血、钙磷和骨代谢等尿毒症合并症或并发症进行评估，及时调整治疗方案。

（三）Kt/V 测定及评估

Kt/V 是评价小分子溶质清除量的重要指标。主要是根据尿素动力学模型,通过测定透析前后血尿素水平并计算得来。目前常用的是 spKt/V、eKt/V 和 std-Kt/V,其中 spKt/V 因计算相对简单而应用较广。

1. spKt/V 计算   spKt/V=–ln［透后血尿素 / 透前血尿素 –0.008× 治疗时间］+［4–3.5× 透后血尿素 / 透前血尿素］×(透后体重 – 透前体重)/ 透后体重。治疗时间的单位:小时。

2. eKt/V 计算   是基于 spKt/V 计算得来。根据血管通路不同,计算公式也不同。

(1)动静脉内瘘者:eKt/V = spKt/V–(0.6 × spKt/V)+0.03。

(2)中心静脉置管者:eKt/V=spKt/V–(0.47 × spKt/V)+0.02。

3. Kt/V 评价标准   当残余肾尿素清除率(residual renal urea clearance,Kru)<2ml/(min·1.73m^2)时,每周 3 次透析患儿达到最低要求 spKt/V 1.2(或 eKt/V 1.0,不包括残余肾尿素清除),相当于 std-Kt/V 2.0;如每次透析时间短于 5 小时,需达到 URR 65%,目标值是 spKt/V 1.4(或 eKt/V 1.2,不包括残余肾尿素清除),URR 70%。当 Kru ≥ 2ml/(min·1.73m^2)时,spKt/V 的最低要求可略有降低(具体见下),目标值应该比最低要求高 15%。

(1)Kru<2ml/(min·1.73m^2)时[相当于 GFR 4.0ml/(min·1.73m^2)],spKt/V 的最低要求:

1)每周 3 次透析:spKt/V 需达到 1.2。

2)每周 4 次透析:spKt/V 需达到 0.8。

(2)Kru ≥ 2ml/(min·1.73m^2)时,spKt/V 的最低要求:

1)当 Kru>3ml/(min·1.73m^2)时,可考虑每周 2 次透析,spKt/V 需达到 2.0。

2)每周 3 次透析,spKt/V 需达到 0.9。

3)每周 4 次透析,spKt/V 需达到 0.6。

为保证透析充分,要求无残余肾功能、每周 3 次透析患儿每次透析时间最少不能 <3 小时,每周透析时间需 10 小时以上。

4. 血标本的留取　采取准确的抽血方法是保证精确评价患儿 Kt/V 的前提。根据患儿血管通路及抽血时间等的不同,操作规程如下:

(1)透析前抽血:

1)动静脉内瘘者于透析开始前从静脉端内瘘穿刺针处直接抽血。

2)中心静脉置管者于透前先抽取 5~10ml 血液并丢弃后再抽血样送检。避免血液标本被肝素封管溶液等稀释。

(2)透析后抽血:为排除透析及透析后尿素反弹等因素影响血尿素水平,要求在透析将结束时,采取如下抽血方法:

方法 1:首先设定超滤速度为 0,然后减慢血流速度至 50ml/min,维持 10 秒,停止血泵,于 20 秒内从动脉端抽取血标本。

方法 2:首先设定超滤速度为 0,然后将透析液设置为旁路,血流仍以正常速度运转 3~5 分钟后,从血路管任何部位抽取血标本。

注意:为避免透析后抽取的血标本尿素氮、钾离子等从细胞内释放至血浆内而影响结果的准确性,应在标本抽取后即刻分离血清和血细胞。

5. Kt/V 监测　对于透析稳定患儿,建议至少每 3 个月评估 1 次;对于不稳定患儿,建议每月评估 1 次。有条件的血液透析室(中心),建议开展在线 Kt/V 监测,以实时发现透析不充分,并更为准确地评估存在通路再循环患儿的 Kt/V。

6. Kt/V 不达标者,首先应寻找原因,并根据原因予以纠正。

(1)原因分析:

1) 治疗时间：治疗时间没有达到透析处方要求。

A. 透析中出现并发症而提前停止或中间暂停透析。

B. 透析机是否因报警等原因而使实际透析时间短于处方透析时间。

C. 提前终止透析。

2) 血流速度：分析绝对血流速度是否达到透析处方要求。

A. 因血管通路或透析并发症原因，透析中减慢了血流速度。

B. 血流速度相对降低：如血管通路因素导致血流速度难以达到透析处方要求，此时虽然设定血流速度较高，但很大部分为再循环血流，为无效血流。

3) 血标本采集：血标本采集不规范可影响 Kt/V 的估算。

A. 检查血液透析前血标本采集是否规范，如是否在开始前采血、中心静脉导管患儿抽取送检的血标本前是否把封管液全部抽出并弃除等。

B. 检查血液透析后抽血是否规范，如是否停止超滤、血流速度是否调低或停止血泵、是否把透析液设置为旁路，血流速度调低后是否有一定的稳定时间再抽血。

C. 抽血部位是否正确。

4) 透析器：应对透析器进行分析及检测。

A. 透析器内是否有凝血。

B. 透析器选择是否合适（如选择了小面积或 KoA 小的透析器）。

C. 是否高估了透析器性能，如透析器说明书上的清除率数据高于实际清除性能。

5) 血液检测：

A. 如怀疑血液检测有问题，应该再次抽血重新检测，或送其他单位检测。

B.抽取的血样应尽快送检,否则会影响检测结果。

6)其他:

A.透析液流速设置错误。

B.错误关闭了透析液(使透析液旁路了)。

C.患儿机体内尿素分布异常,如心功能异常患儿外周组织中尿素蓄积量增大。

(2)透析方案调整流程:

1)保证每次透析时间,必要时需要适当延长透析时间。

2)保证透析中血流速度达到处方要求。

3)严格规范采血,以准确评估 Kt/V。

4)定期评估血管通路,检测血流量及再循环情况。要求至少 3 个月检测 1 次。

5)合理选用透析器。

6)治疗中严密监测,包括血路管和透析器凝血、各种压力监测结果、各种透析参数设置是否正确等。

附:患儿血液透析治疗前准备

(一) 加强专科随访

1. CKD 4 期 [估算肾小球滤过率(estimated glomerular filtration rate,eGFR)<30ml/(min·1.73m²)] 患儿均应转诊至肾脏专科随访。

2. 建议每 3 个月评估 1 次 eGFR。

3. 积极处理并发症和合并症。

(1)贫血:建议外周血血红蛋白(Hb)<100g/L 开始促红细胞生成素治疗。

(2)骨病和矿物质代谢障碍:应用降磷药物、钙剂和 / 或活性维生素 D 等治疗,建议维持血钙 2.1~2.5mmol/L、血磷

0.81~1.45mmol/L、iPTH 70~110pg/ml。

(3)血压:应用降压药治疗,建议血压控制于同年龄同性别儿童的第90百分位数以下。

(4)其他:纠正脂代谢异常、糖代谢异常和高尿酸血症等。

(二)加强患儿及家属透析知识宣教

1. 教育患儿改变生活方式、纠正不良习惯,规律作息,饮食控制。

2. 当 eGFR<20ml/(min·1.73m^2) 或预计6个月内需接受透析治疗时,对患儿及家属进行透析知识宣教,增强对透析治疗的了解,消除顾虑,为透析治疗做好思想准备。

(三)进行系统检查及评估决定透析模式及血管通路

1. 系统病史询问及体格检查。

2. 进行颈部和肢体血管、心脏、肺、肝、腹腔等器官组织检查,了解其结构及功能。

3. 在全面评估基础上,制作患儿病历。

(四)择期建立血管通路

1. 对 eGFR<30ml/(min·1.73m^2) 的患儿及其家长进行上肢血管保护教育,以避免损伤血管,为以后建立血管通路创造好的血管条件。

2. 血管通路应于透析前合适的时机建立。

3. 对患儿进行血管通路的维护、保养、锻炼教育。

4. 建立血管通路。

5. 定期随访、评估及维护保养血管通路。

(五)密切随访 eGFR<15ml/(min·1.73m^2)的患儿

1. 建议每2~4周进行1次全面评估。

2. 评估指标　包括症状、体征、肾功能、血电解质(血钾、血钙、血磷等)及酸碱评价指标(血 HCO$_3^-$ 或 CO$_2$CP、动脉血气等)、Hb 等指标,以决定透析时机。

3. 开始透析前应检测患儿乙型和丙型肝炎病毒指标、HIV 和梅毒血清学指标。

4. 开始透析治疗前应对患儿凝血功能进行评估,为透析抗凝方案的决定做准备。

(焦莉平)

第四节　血液滤过

血液滤过(hemofiltration,HF)是模拟正常人肾小球滤过及肾小管重吸收原理,以对流的方式清除体内尿毒症毒素及过多水分的一种血液净化技术。与血液透析相比,血液滤过具有中分子物质清除率高,对血流动力学影响小等优点。

一、适应证和禁忌证

(一) 适应证

HF 适合于急性肾损伤、慢性肾衰竭患儿,特别是伴以下情况者:

1. 常规透析易发生低血压。

2. 顽固性高血压。

3. 常规透析不能控制的体液过多和心力衰竭。

4. 严重继发性甲状旁腺功能亢进。

5. 尿毒症神经病变、尿毒症心包炎。

6. 心血管功能不稳定、多脏器功能障碍综合征(multiple organ dysfunction syndrome,MODS)及病情危重的患儿。

(二) 禁忌证

HF 无绝对禁忌证,但出现如下情况时应慎用:

1. 药物难以纠正的严重休克或低血压。
2. 严重心肌病变导致的心力衰竭。
3. 严重心律失常。
4. 精神障碍不能配合血液净化治疗。

二、治疗前患儿评估

参照第三章第三节。

三、治疗模式和处方

（一）治疗模式

前稀释置换法（置换液在血液净化滤器前输入）、后稀释置换法（置换液在血液净化滤器后输入）或混合稀释法（置换液在血液净化滤器前及后同时输入）。

（二）处方

通常每次 HF 治疗 3~4 小时，血流量依体重或年龄而不同，一般按 3~5ml/(kg·min) 计算。通常年幼儿童的血流量范围为 50~200ml/min，而年长儿童则与成人相近，为 200~350ml/min。置换率是血流速度的 1/3~1/2（例如：体重 20kg，血流量设为 80ml/min，置换率约为 40ml/min）。

1. **前稀释置换法**   优点是血流阻力小，滤过率稳定，残余血量少，不易形成滤过膜上的蛋白覆盖层，滤器不易凝血。缺点是清除率低，所需置换液量较大。患儿需做无抗凝剂血液滤过时，建议选择本方式。置换液量为血流量的 50%~60%（例如：体重 20kg，血流量 80ml/min；以置换率为 40ml/min 计算，治疗 4 小时置换液总量为 10L）。

2. **后稀释置换法**   置换液用量较前稀释法少，清除效率较前稀释置换法高，但高凝状态的患儿容易导致滤器凝血。一般患儿均可选择本置换法,但有高凝倾向的患儿不宜选择本方式。置换液量为血流量的 25%~30%。同样以 20kg 为例,置换量按血流量 30% 计算,治疗 4 小时置换液总量约为 9L。

3. **混合稀释法**　清除效率较高,滤器不易堵塞,对于血细胞比容高者较实用,建议前稀释率要小于后稀释率,前稀释与后稀释比例为 1:2。置换液量可参考前稀释法。

四、血管通路

参见第三章第一节。

五、抗凝治疗

参见第三章第二节。

六、血液净化滤器选择

1. 血液净化滤器简称血滤器。对于较大儿童应选择具有高水分通透性和高溶质滤过率,有足够的超滤系数[儿童通常 UFR 20ml/(mmHg·h)]的血滤器,以保证中小分子毒素被有效清除。

2. 根据患儿体表面积选择血滤器的膜面积。较小儿童宜选用预充量小的血滤器,血滤器及血管通路内的血量(预冲洗容量:PV)应不超过患儿循环血量的 1/10(<8ml/kg),以减少对血流动力学的影响(血滤器型号详见第三章第十节)。

七、置换液组成

(一) 置换液的组成

1. **无菌、无致热原**　置换液内毒素 <0.03EU/ml、细菌数

$<1 \times 10^{-6}$CFU/ml。

2. **置换液的成分**　应与细胞外液一致。尽量做到个体化治疗,做到可调钠、钙。常用的置换液配方:钠 135~145mmol/L、钾 2~3mmol/L、钙 1.25~1.75mmol/L、镁 0.5~0.75mmol/L、氯 103~110mmol/L、碳酸氢盐 30~34mmol/L。

（二）置换液的制备

血液滤过的置换液必须为无菌、无病毒和无致热原,制备方式有以下 2 种:

1. **联机法（on-line）**　为目前的主要方式,反渗水与浓缩液按比例稀释制备成置换液,再经过滤后输入体内。

2. **商品化置换液或用静脉输液制剂制作**　不具备在线生成置换液的设备时可使用商品化置换液或按前述置换液成分自行配制,并根据患儿具体情况进行调整。但应注意配药操作时的严格无菌。

置换液配方举例（3L 袋）:A 液:生理盐水 2 250ml;5%葡萄糖溶液 725ml;10% 葡萄糖酸钙溶液 30ml;25% 硫酸镁溶液 2.4ml;10% 氯化钾溶液 4.5ml。B 液:5% 碳酸氢钠溶液 187.5ml。［注:置换液中碳酸氢钠（B 液部分）不能直接加入A 液,以免发生离子沉淀,而应与 A 液用同一通道同步输入。］

八、操作程序及监测

操作步骤如下:

1. **物品准备**　准备血液滤过器、血液滤过管路、安全导管(补液装置)、穿刺针、无菌治疗巾、生理盐水、一次性冲洗管、消毒物品、止血带、一次性手套、透析液等。

2. **开机自检**

(1)检查透析机电源线连接是否正常。

(2)打开机器电源总开关。

(3)按照要求进行机器自检。

3. 血液滤过器和管路的安装

(1)检查血液滤过器及管路有无破损,外包装是否完好。

(2)查看有效日期、型号。

(3)按照无菌原则进行操作。

(4)安装管路顺序:按照体外循环的血流方向依次安装。

(5)置换液连接管按照置换液流向顺序安装。

4. 密闭式预冲

(1)静脉端向上安装血液滤过器,滤出口放置在滤器上方。

(2)启动透析机血泵 80~100ml/min,用生理盐水先排净管路和血液滤过器血室(膜内)气体。生理盐水流向为动脉端→透析器→静脉端,不得逆向预冲。

(3)机器在线预冲通过置换液连接管,使用机器在线产生的置换液,按照体外循环血流方向密闭冲洗。

(4)生理盐水预冲量应严格按照血液滤过器说明书中的要求,若需要进行闭式循环或肝素生理盐水预冲,应在生理盐水预冲量达到后再进行。

(5)推荐预冲生理盐水直接流入废液收集袋中,并且应将废液收集袋放于机器液体架上,不得低于操作者腰部以下。不建议预冲生理盐水直接流入开放式废液桶中。

(6)冲洗完毕后根据医嘱设置治疗参数。

5. **建立体外循环(上机)与回血下机**　同血液透析,参照第三章第三节。

九、并发症及处理

血液滤过可能出现与血液透析相同的并发症,详见第三

章第三节,除此之外还可出现以下并发症:

（一）致热原反应和败血症

1. **原因**　HF 时需输入大量置换液,如置换液被污染可发生发热和败血症。

2. **防治措施**

（1）定期检测反渗水、透析液及置换液的细菌和内毒素。

（2）定期更换内毒素过滤器。

（3）置换液配制过程应无菌操作。

（4）使用前必须严格检查置换液、血滤器及管道的包装与有效使用期,检查置换液的颜色与透明度。

（5）出现发热者,应同时做血液和置换液细菌培养及置换液内毒素检测。

（6）抗生素治疗。

（二）氨基酸及蛋白质丢失

1. **原因**　随大量置换液滤出。

2. **治疗**　建议增加饮食中的蛋白质摄入量。

（三）透析不充分

1. **原因**　置换量相对不足,单次血液滤过的 URR 40%~50%,透析不充分,患儿表现为乏力、食欲不佳。

2. **治疗**　建议增加置换量或血液滤过次数,每周治疗4~5 次,也可考虑改做血液透析滤过。

（栾江威）

第五节　血液透析滤过

血液透析滤过（hemodiafiltration,HDF）是血液透析和血液滤过的结合,具有两种治疗模式的优点,可通过弥散和对流两种机制清除溶质,在单位时间内比单独的血液透析或血液滤过能清除更多的中小分子物质。

一、适应证和禁忌证

(一) 适应证
同血液滤过。下列情况更具优势:

1. 透析不充分。

2. 透析相关的淀粉样变。

3. 心血管功能不稳定。

4. 神经系统并发症。

(二) 禁忌证
参见第三章第四节。

二、治疗前患儿评估

参见第三章第三节。

三、治疗模式和处方

(一) 治疗模式
包括前稀释置换法、后稀释置换法及混合稀释法。

(二) 处方

1. 常需较快的血流速度,通常婴儿为 40~60ml/min、幼儿为 80~100ml/min、学龄儿童为 100~200ml/min。体重 <10kg 者血流量以 75ml/min 为宜;体重 >40kg 者血流量以 250ml/min 为宜。透析液流量一般为 500ml/min,婴幼儿为 250ml/min。

2. 置换液补充量　计算置换液量最简单的方法:前稀释为血流量的 1/2,后稀释为血流量的 1/3。为防止跨膜压报警,置换量的设定需根据血流速度进行调整。举例:用前稀释法,

20kg 的患儿,血流量为 100ml/min(6 000ml/h),治疗 4 小时,置换量液为 3 000ml/h,4 小时共计 12L。

四、血管通路

参见第三章第三节。

五、抗凝治疗

参见第三章第二节。

六、血滤器选择

HDF 使用的透析器与 HF 使用的透析器/滤器类似,为高通量透析器或滤器。

七、置换液

参见第三章第四节。

八、操作程序及监测

(一)物品准备

准备血液透析滤过器、血液透析滤过管路、安全导管(补液装置)、穿刺针、无菌治疗巾、生理盐水、一次性冲洗管、消毒物品、止血带、一次性手套、透析液等。

(二)开机自检

1. 检查透析机电源线连接是否正常。

2. 打开机器电源总开关。

3. 按照要求进行机器自检。

(三)血液透析滤过器和管路的安装

参见第三章第四节。

（四）密闭式预冲

1. 启动透析机血泵 80~100ml/min，用生理盐水先排净管路和血液透析滤过器血室（膜内）气体。生理盐水流向为动脉端→透析器→静脉端，不得逆向预冲。

2. 将泵速调至 200~300ml/min，连接透析液接头与血液透析滤过器旁路排净透析器透析液室（膜外）气体。

3. 机器在线预冲　通过置换液连接管，使用机器在线产生的置换液，按照体外循环血流方向密闭冲洗。

4. 生理盐水预冲量应严格按照血液透析滤过器说明书中的要求。若需要进行闭式循环或肝素生理盐水预冲，应在生理盐水预冲量达到后再进行。

5. 推荐将预冲生理盐水直接流入废液收集袋中，并且废液收集袋放于机器液体架上，不得低于操作者腰部。不建议预冲生理盐水直接流入开放式废液桶中。

6. 冲洗完毕后根据医嘱设置治疗参数。

（五）建立体外循环（上机）

参见第三章第三节。

（六）回血（下机）

参见第三章第三节。

九、并发症及处理

血液透析滤过可能出现与血液透析及血液滤过相同的并发症，详见血液透析和血液滤过相关章节，除此之外还可出现以下并发症：

（一）反超滤

1. **原因**　低静脉压、低超滤率或采用高超滤系数的透析器时，在透析器出口，血液侧的压力可能低于透析液侧，从而出现反超滤,严重可致患儿肺水肿。临床不常见。

2. **预防** 调整适当跨膜压(100~400mmHg)及血流量(根据患儿年龄、体重适当调高血流量)。

(二)耗损综合征

高通量透析膜的应用,使得白蛋白很容易丢失。在行 HDF 治疗时,白蛋白丢失增多,尤其是后稀释置换法。同时高通量血液透析能增加可溶性维生素、微量元素和小分子多肽等物质的丢失。因此,在行血液透析滤过治疗时,应及时补充营养。

(栾江威)

第六节 血浆置换

血浆置换(plasma exchange,PE)是一种用来清除血液中大分子物质的血液净化疗法。PE 包括单重血浆置换、双重血浆置换(double filtration plasmapheresis,DFPP)。单重血浆置换是利用离心或膜分离技术分离并丢弃体内含有高浓度致病因子的血浆,同时补充同等体积的新鲜冷冻血浆或新鲜冷冻血浆加少量白蛋白溶液。DFPP 是使血浆分离器分离出来的血浆再通过膜孔径更小的血浆成分分离器,将患儿血浆中相对分子质量远远大于白蛋白的致病因子,如免疫球蛋白、免疫复合物、脂蛋白等丢弃;将含有大量白蛋白的血浆成分回输至体内。它可以利用不同孔径的血浆成分分离器来控制血浆蛋白的除去范围。DFPP 能迅速清除患儿血浆中的免疫复合物、抗体、抗原等致病因子,清除封闭性抗体,恢复细胞免疫功能,使病情得到缓解。

血浆置换对于绝大多数疾病并非病因性治疗,而只是能更迅速、有效地降低体内致病因子的浓度,减轻或终止由此而导致的组织损害。因此,在血浆置换同时,应积极进行病因治疗,使疾病得到有效的控制。

一、适应证和禁忌证

(一) 适应证

1. **肾脏疾病**　抗中性粒细胞胞浆抗体(anti-neutrophil cytoplasmic antibodies,ANCA)相关的急进性肾小球肾炎(包括显微镜下多血管炎、肉芽肿性血管炎)、抗肾小球基底膜病(肺出血 - 肾炎综合征)、急进性肾小球肾炎、新月体性 IgA 肾病、新月体性紫癜性肾炎、重症狼疮性肾炎、肾移植术后复发局灶节段性肾小球硬化症、溶血尿毒综合征(hemolytic uremic syndrome,HUS),包括非典型溶血尿毒综合征(atypical hemolytic uremic syndrome,aHUS)以及感染相关的 HUS(儿童肺炎链球菌感染相关 HUS 的血浆置换方法见本节后附 1)。

2. **风湿免疫性疾病**　重症系统性红斑狼疮(尤其是狼疮性脑病)、嗜酸性粒细胞肉芽肿性血管炎、皮肌炎或多发性肌炎、重症过敏性紫癜、抗磷脂抗体综合征、白塞病等。

3. **免疫性神经系统疾病**　急性炎症性脱髓鞘性多发性神经病(Guillain-Barrè syndrome,GBS)、慢性炎症性脱髓鞘性多发性神经病、重症肌无力、多发性硬化、视神经脊髓炎谱系疾病、激素抵抗的急性播散性脑脊髓炎、儿童链球菌感染相关性自身免疫性神经精神障碍等。

4. **消化系统疾病**　急性肝衰竭、肝性脑病、胆汁淤积性肝病、高甘油三酯血症、高胆红素血症等。

5. **血液系统疾病**　血栓性微血管病(thrombotic microangiopathy,TMA)、多发性骨髓瘤、高 γ- 球蛋白血症、冷球蛋白血症、高黏滞综合征(巨球蛋白血症)、自身免疫性溶血性贫血（autoimmune hemolytic anemia，AIHA）、新生儿溶血性疾病、肝素诱导性血小板减少症、难治性免疫性血小板减少症、血友病、纯红细胞再生障碍性贫血、噬血细胞综合征等。

6. **自身免疫性皮肤疾病** 大疱性皮肤病、天疱疮、中毒性表皮坏死松解症、硬皮病、特异性皮炎、特异性湿疹等。

7. **代谢性疾病** 家族性高胆固醇血症和高脂蛋白血症等。

8. **器官移植** 器官移植前去除抗体（ABO 血型不兼容移植、免疫高致敏受者移植等）、器官移植后排斥反应。

9. **药物/毒物中毒** 药物中毒（与蛋白结合率高的抗抑郁药物、洋地黄药物中毒等）、毒蕈中毒、动物毒液（蛇毒、蜘蛛毒、蝎子毒等）中毒等。

10. **其他疾病** 威尔逊病（肝豆状核变性）、特发性扩张性心肌病、突发性感音神经性聋、新生儿狼疮性心脏病、甲状腺危象、脓毒血症致多脏器功能衰竭等。

（二）禁忌证

PE 并没有绝对禁忌证，相对禁忌证包括：

1. 严重活动性出血或 DIC。

2. 对吸附器的膜、管道、血浆、白蛋白等有严重过敏史。

3. 严重低血压或休克，未稳定的急慢性心功能不全，重度脑水肿伴脑疝等濒危状态。

4. 严重感染。

5. 患儿低体重，和血浆分离器及体外管路血容量严重不匹配者。

6. 精神障碍不能配合者。

二、操作流程

由于血浆置换存在不同的治疗模式，并且不同的设备其操作程序也有所不同,应根据不同的治疗方法,按照机器及其所用的管路、血浆分离器或血浆成分分离器等耗材的相关说明书进行,主要程序如下:

(一) 总体流程

1. 治疗前评估

(1)医院资质:建议双重血浆置换在三级甲等医院的血液净化中心进行。

(2)常规检查:血常规及血型,出血、凝血指标,血清白蛋白,血清球蛋白,血电解质(钠、钾、氯、钙、磷),肝功能,肾功能,心肌酶谱,与血源传播疾病相关指标(HIV、梅毒、各种肝炎病毒标志物等)及与原发病相关的指标。

(3)由有资质的肾脏和急救专科医师负责综合评估患儿行血浆置换的适应证和禁忌证,并确定其治疗模式。

(4)向家属及或患儿交代病情,签署知情同意书。

2. 建立血管通路(参照第三章第一节),多为临时血管通路。

3. 确定治疗处方

(1)血浆置换频度:取决于原发病、病情的严重程度、治疗效果及所清除致病因子的分子量和血浆中的浓度,应个体化地制订治疗方案。一般血浆置换疗法的频度是间隔 1~2 天,根据病情确定置换次数(不同疾病的治疗方案可参考本书附录 1 儿童血浆置换临床应用专家共识)。

(2)血浆分离器的选择:根据患儿体表面积选择不同容量的血浆分离器,目前常用的分离器见本节附 2。

(3)血浆置换剂量:单次置换剂量以患儿血浆容量的 1~1.5 倍为宜,不建议超过 2 倍。患儿的血浆容量可以按照下述公式进行计算和估计:血浆容量 =0.065 × 体重 ×(1– 血细胞比容),体重的单位为 kg。如血细胞比容 0.4,患儿 10kg,血浆容量约 390ml。所以,儿童一般置换血浆量为 40~50ml/(kg/次),对于体重 >40kg 的患儿至多 2 000ml。

(4)置换液的种类:

1)晶体液生理盐水、葡萄糖生理盐水、林格液,用于补充血浆中各种电解质的丢失。晶体液的补充一般为丢失血浆的 1/3~1/2,大约为 500~1 000ml。

2)血浆制品:优先选择新鲜冷冻血浆、新鲜血浆中含有大部分的凝血因子、补体、白蛋白、免疫球蛋白及其他生物活性成分,是最符合生理的置换液,适用于凝血因子缺乏或其他血浆蛋白(免疫球蛋白、补体)缺乏的患儿。其缺点是可导致病毒感染和变态反应,并需要血型匹配才能使用。

3)人白蛋白溶液常用浓度为 4%~5%。白蛋白中钾、钙、镁浓度均较低,应注意调整,以免引起低钾和 / 或低钙血症;尤其是应用枸橼酸钠抗凝者,更应注意避免低钙血症的发生。

4)其他:低分子右旋糖酐等合成的胶体溶液替代物,可减少治疗的费用,但其在体内的半衰期只有数小时,只能暂时维持胶体渗透压,故总量不能超过总置换量的 20%,并应在治疗起始阶段使用,尤其适用于高黏滞血症。

4. 物品准备及核对

(1)按医嘱准备血浆分离器、血浆成分分离器、专用管路并核对其型号。

(2)准备生理盐水、葡萄糖溶液、抗凝剂(常用普通肝素、低分子量肝素),配制含有抗凝剂的生理盐水,按照医嘱准备血制品或置换液,双人核查并签字。

(3)准备体外循环用的必需物品,穿刺针(必要时)、注射器、无菌治疗巾、生理盐水、碘伏和棉签等消毒物品、止血带、无菌纱布、无菌手套等。治疗车下层备医用垃圾桶(袋)、锐器盒。

(4)常规准备心电监护、血氧监测、地塞米松、葡萄糖酸钙、异丙嗪、肾上腺素等急救药品,对于婴幼儿应准备镇静药物(5%水合氯醛、苯巴比妥等)。

(二)操作程序

1. 血浆置换前准备

(1)准备并检查设备运转情况:按照设备出厂说明书进行。

(2)按照医嘱配制置换液。

(3)查对患儿姓名,检查患儿的生命体征并记录。

2. 单重血浆置换流程

(1)开机。机器自检。按照机器要求进行管路连接。

(2)预冲管路及血浆分离器:配制含4mg/dl的肝素生理盐水(生理盐水500ml加普通肝素20mg×3瓶)预冲,保留灌注20分钟后,再给予生理盐水500ml冲洗,有助于增强抗凝效果。

(3)设置血浆置换参数:分离血浆量速度为200~600ml/h,置换时间2~3小时/次。设置各种报警参数。主要为跨膜压,一般膜性血浆分离器所能承受最大压力为60mmHg(8kPa),超过此值,则易发生破膜。

(4)置换液的加温:置换液(新鲜冷冻血浆等)在37℃水浴溶浆机(或简易热水容器)内复温后应用,防止发生血浆输入后导致的畏寒、寒战等。

(5)血流速度:小年龄儿在治疗开始时予静脉补充生理盐水或胶体液。治疗时注意血泵速度从低速开始,逐渐增加。血流量一般为3~5ml/(kg·min)。这些措施能有效预防低血压。

(6)防止血浆过敏:PE开始前给予地塞米松5~10mg,在置换过程中如果出现皮疹等表现时可再次追加给予。

（7）抗凝治疗：参照第三章第二节。

（8）预防低钙血症：由于新鲜（冷冻）血浆所用抗凝剂为枸橼酸钠，枸橼酸钠能置换钙，使血液循环中游离钙浓度减低，所以在血浆置换过程中应常规补充钙剂。临床一般补充10~20ml，静脉缓慢推注或滴注。

（9）回输血浆速度：一般为置换开始后以血浆快出慢入的原则进行，即尽量在患儿耐受的前提下多排出病理血浆，根据患儿体重和血流动力学状态而定。

（10）密切监测患儿生命指标：全程监测血压、心率、呼吸、血氧饱和度，每隔 30 分钟记录 1 次。

（11）密切观察机器运行情况：包括全血流速、血浆流速、动脉压、静脉压、跨膜压变化等。

（12）置换达到目标量后回血，观察患儿的生命体征，记录病情变化及血浆置换治疗参数和结果。

3. 双重血浆置换流程

（1）开机。机器自检。按照机器要求进行血浆分离器、血浆成分分离器、管路、监控装置安装连接。预冲。

（2）根据病情设置血浆置换参数、各种报警参数，如血浆置换目标量、各个泵的流速或血浆分离流量与血流量比率、弃浆量和分离血浆比率等。

（3）血浆置换开始时，全血液速度宜慢，观察 2~5 分钟，无反应后再以正常速度运行。通常血浆分离器的血流速度为3~5ml/（kg·min），血浆成分分离器的速度为 25~30ml/min。

（4）密切观察患儿生命体征（方法同前）。

（5）密切观察机器运行情况，包括全血流速、血浆流速、动脉压、静脉压、跨膜压和膜内压变化等。

（6）血浆置换达到目标量之后，进入回收程序，按照机器指令进行回收,观察并记录患儿的病情变化、治疗参数、治疗过程及结果。

三、并发症及处理

(一)过敏和变态反应

系大量输入异体血浆所致,表现为皮疹、皮肤瘙痒、畏寒、高热,突发干咳,严重者出现过敏性休克。可在血浆输入前适量应用糖皮质激素预防。出现上述症状时应减慢或停止血泵,停止输入可疑血浆或血浆成分,予以糖皮质激素、抗组胺类药物治疗。出现过敏性休克时按休克处理。

(二)低血压

若置换液选用白蛋白浓度低于 4% 时,由于胶体渗透压降低也可导致低血压。其他处理方法详见第五章第一节。

(三)低钙血症

应用新鲜冷冻血浆作为置换液,所含的枸橼酸能够结合钙而引起低钙血症。患儿常有口周和四肢感觉异常、恶心,继之出现呕吐等症状,严重者有可能导致心律失常。及时补充钙剂可防止发生。

(四)低钾血症

白蛋白作为置换液几乎不含钾,应用含 K^+ 4mmol/L 的白蛋白置换液,可以防止低钾血症。

(五)血行传播病毒感染

主要与输入血浆有关,患儿有感染肝炎病毒和人免疫缺陷病毒的潜在危险。

(六)出血倾向

血浆置换过程中血小板破坏、抗凝药物过量或大量使用白蛋白置换液置换血浆导致凝血因子缺乏等均可引起。对于高危患儿及短期内多次、大量置换者,必须补充适量新鲜血浆。

(七) 药物清除

PE 过程中可清除与血浆蛋白相结合的药物,结合率越高、分布容积越小,药物清除率越高。置换后基本不清除的药物包括糖皮质激素,清除较少的药物包括免疫抑制剂、氨基糖苷类等,置换后必须补充的药物包括普萘洛尔、甲状腺素等。建议口服药物均在置换后服用。

(八) 血浆分离器或管路凝血

多因治疗开始时肝素用量不足以及血流量不足、引流不畅所致,治疗过程中应保持动脉端血流量和血流速度,对高凝状态和高脂血症要适当加大肝素剂量。如已出现分离器或管路凝血应更换分离器及管路。

附 1:儿童肺炎链球菌感染相关 HUS 的血浆置换方法

继发于儿童肺炎链球菌感染相关 HUS(streptococcus pneumoniae-associated hemolytic-uremic syndrome,SP-HUS),属于非典型 HUS。SP-HUS 诊断标准:①肺炎链球菌感染的证据;② HUS 诊断证据;③肾组织活检表现为血栓性微血管病。在正常情况下,T 抗原表达在红细胞、血小板、肾小球内皮细胞及肝细胞表面,被神经氨酸覆盖,肺炎链球菌能释放神经氨酸酶,剪切覆盖在细胞膜表面的神经氨酸,使 T 抗原暴露,与血浆中存在的抗 T 抗体发生抗原 - 抗体反应进而导致 HUS 一系列病理生理表现。以往认为所有成人血浆中都存在 T 抗体,PE 后可能会增加循环血液中的抗 T 抗体从而加重 HUS,因此禁止此类患儿进行 PE 治疗。2019 年美国血浆置换学会(American Society for Apheresis,ASFA)指南:《治疗性血浆置换临床实践中的应用(第 8 版)》中也未提及 SP-HUS 的 PE 治疗推荐。但是,临床实践中发现并非所有献血者体内都有抗 T 抗体,而且含有抗 T 抗体的献血者,体内的抗 T 抗体效价也有很大差别。近期国内已有 2 例 SP-HUS 患儿应用抗 T 抗体阴性血浆进行 PE 治疗的报道。

对于疑似 T 抗原暴露的患儿进行 PE 治疗,需要首先进行 T 抗原暴露的检测,明确 T 抗原暴露然后对供者血浆进行筛选,选择抗 T 抗体阴性血浆进行 PE。

1. T 抗原暴露的检测方法

(1)花生凝集素凝集法:已经证实植物血凝素可以用于检测红细胞表面 T 抗原暴露,对于诊断 SP-HUS 的敏感性 100%,特异性 48%。花生凝集素联合野生大豆凝集素凝集法可以提高检测 T 抗原暴露的特异性。同时对于 T 抗原暴露的红细胞往往存在 MN 抗原丢失,人类 MN 血型是继 ABO 血型后被检出的第二种与 ABO 血型独立遗传的血型。MN 抗原由 M 抗原和 N 抗原两部分构成,肺炎链球菌释放的神经氨酸酶(即唾液酸酶)可以将 M 和 N 抗原切掉 1 个唾液酸,则失去抗原性。由于 MN 抗原是对偶抗原,即非此即彼,或者同时表达,通过检测 MN 抗原,如果存在两个抗原均不表达也能证实 T 抗原暴露。

(2)输血前血型血清学试验中,聚凝胺的工作原理是中和红细胞表面负电荷,缩小红细胞间距,使红细胞聚集。当加入解聚剂时,红细胞表面负电荷恢复,而恢复了负电荷的细胞重新分散,抗原抗体结合的细胞凝集在一起。T 抗原暴露患儿由于红细胞表面神经氨酸丢失,表面携带的负电荷消失,在加入聚凝胺试剂时,红细胞不能出现聚集,也可以作为验证 T 抗原暴露方法之一。

2. 筛选抗 T 抗体阴性的血浆   目前缺乏特异性的试剂盒，多数采用血浆与患儿红细胞配血的方法。由于患儿的直接抗人球蛋白试验可能为阳性，因此不宜采用抗人球蛋白技术配血，而可以采用盐水试管法或者中性卡微柱法，应用患儿红细胞与同型或者相容血型的献血者血浆进行配血。试管法肉眼和镜下无凝血，微柱法无凝集的血浆可以认为是抗 T 抗体阴性的血浆。多数患儿在进行 PE 后如果溶血和肾功能逐渐改善说明 PE 有效，而患儿的红细胞会随着有效的治疗逐渐恢复神经氨酸，T 抗原暴露情况逐渐改善，因此每次 PE 治疗都应该检测 T 抗原暴露情况，如果 T 抗原暴露消失就可以采取随机同型献血者的血浆进行 PE 或者输血的方法。

3. 为避免献血者血浆中的抗 T 抗体与患儿已经暴露的 T 抗原结合而导致溶血，加重或造成不可逆的肾损伤，在给 SP-HUS 进行血液支持的时候，应避免随机输注，若需输注红细胞，应给予洗涤红细胞悬液，目的是清除残留在红细胞内的含抗 T 抗体的血浆。

附 2：目前国内常用的血浆分离器见表 3-3，可根据患儿体表面积等选择合适的血浆分离器。

表 3-3   常用的血浆分离器

生产商	产品种类	产品型号	膜材质	膜面积/m^2	血室容量/ml
旭化成	膜型血浆分离器	OP-02w	聚乙烯	0.2	60
	膜型血浆分离器	OP-05w	聚乙烯	0.5	130
	膜型血浆分离器	OP-08w	聚乙烯	0.8	185

续表

生产商	产品种类	产品型号	膜材质	膜面积/m^2	血室容量/ml
金宝	膜型血浆分离器	TPE1000	聚丙烯(PP)	0.15	48
	膜型血浆分离器	TPE2000	聚丙烯(PP)	0.35	84
费森尤斯	膜型血浆分离器	P1dry	血浆砜膜	0.3	35
	膜型血浆分离器	P2dry	血浆砜膜	0.6	67

注:给出表内的所有血浆分离器商品名称信息,是为了方便本书的使用者参考,并不表示对该产品的认可。如果其他等效产品具有相同的效果,则可使用这些等效产品

附3:儿童体表面积计算公式

体重 <30kg:体表面积(m^2)= 体重(kg)× 0.035 + 0.1

体重 ≥ 30kg:体表面积(m^2)=1.15+ [(体重 −30)/5] × 0.1

(例如体重、体表面积:35kg、1.2m^2;40kg、1.3m^2;45kg、1.4m^2)

(吴玉斌)

第七节 血液灌流

血液灌流(hemoperfusion,HP),是将患儿血液从体内引到体外循环系统,通过灌流器中吸附剂(活性炭、树脂等材料)与体内待清除的代谢产物、毒性物质以及药物间的吸附结合,达到清除这些物质的治疗方法。HP 是最早应用于临床的一种血液净化方法之一。近年来随着新型灌流器的研发及技术进展,除药物或毒物中毒外,在重症感染、严重肝衰竭、终末期肾脏疾病(尿毒症)以及各种自身免疫性疾病等多种临床严重疾病的抢救与治疗方面得到了更为广泛的应用。

一、适应证及禁忌证

(一) 适应证

1. **急性药物中毒**　目前已知 HP 可以清除的药物包括：巴比妥、去氧苯巴比妥、氨甲丙二酯、甲喹酮、苯乙哌啶酮、乙氯维诺、苯妥英、茶碱、丙吡胺、氯霉素、卡马西平、丙戊酸钠、普鲁卡因胺 + N - 乙酰普鲁卡因胺、咖啡因、水合氯醛、氨苯酚、氨甲蝶呤、保泰松等或毒物中毒(化学毒物中毒,如有机磷农药、百草枯、毒鼠强等中毒;生物毒物中毒,如毒蛇咬伤、蜂蜇伤、毒蕈等中毒)。

2. **终末期肾脏疾病(尿毒症)**　特别是合并顽固性瘙痒、难治性高血压、高 β_2- 微球蛋白血症、继发性甲状旁腺功能亢进、周围神经病变等患儿。每周 1 次血液灌流器与血液透析器串联治疗 2 小时,可显著提高维持性血液透析患儿的血清 iPTH 和 β_2- 微球蛋白的清除率,改善瘙痒症状。

3. **重症肝炎**　特别是暴发性肝衰竭导致的肝性脑病、高胆红素血症。

4. 系统性炎症反应综合征、脓毒症等重症感染。

5. 风湿免疫性疾病、重症过敏性紫癜、银屑病等。

6. **其他疾病**　如重症急性胰腺炎、重症药疹、天疱疮、肾移植排斥反应、家族性高胆固醇血症、辅助癌症化疗药反应、甲状腺功能亢进危象等。

(二) 禁忌证

1. **绝对禁忌证**　对体外血路或灌流器等材料过敏者。

2. **相对禁忌证**

(1)重要脏器(颅内、心包或肺等)有严重活动性出血或有全身出血倾向或有应用抗凝药物的禁忌。

(2)经积极扩容、升压药应用及全身辅助支持治疗,中毒患儿仍低血压。

(3)有严重的贫血、周围循环衰竭、严重心肺功能不全、严重全身感染。

(4)严重的血小板减少[血小板<$(30\sim50)\times10^9/$ L]或有严重白细胞减少。

二、血管通路

紧急短期 HP 以临时性血管通路居多,首选股静脉和右侧颈内静脉,经颈内静脉置管优于股静脉置管。长期维持性 HP 者宜采用永久性血管通路,维持性血液透析患儿进行 HP 治疗,可采用已建立的血管通路(带涤纶套的隧道式中心静脉导管、自体动静脉内瘘或移植血管搭桥造瘘)。建立方法参见第三章第一节。

三、操作程序

(一) 单纯血液灌流治疗

1. 治疗前准备

(1)物品准备:准备血液灌流器、管路、穿刺针、无菌治疗巾、生理盐水、碘伏和棉签等消毒物品、止血带、一次性手套等。

(2)设备准备:血液灌流机、单纯血泵、血液透析机、血液透析滤过机或 CRRT 设备。

(3)灌流器和血路冲洗:灌流器冲洗应严格按照说明书操作。冲洗即将结束前把灌流器反转,垂直固定于相当于患儿心脏水平位的支架上,动脉端向下,静脉端向上,准备开始治疗。

(4)灌流器肝素化操作:

　　1)动态肝素化:按照产品说明书。

　　2)静态肝素化:根据医嘱将肝素注入灌流器中混匀静置 20 分钟后使用。

　　2. 血液灌流的操作程序与步骤

　　(1)开机自检:

　　1)检查透析机电源线连接是否正常。

　　2)打开机器电源总开关。

　　3)查看有效日期、型号。

　　4)按照无菌原则进行操作。

　　5)将灌流器以动脉端向上、静脉端向下的方向固定于固定支架上。

　　(2)灌流器与血液通路的预充:

　　1)动脉端血路与生理盐水相连接并充满生理盐水(有的儿童可能预充液需要胶体或全血),然后正确连接于灌流器的动脉端口上,同时静脉端血路连接于灌流器的静脉端口上。

　　2)启动血泵,速度为 200~300ml/min,一般预冲盐水总量为 2 000~5 000ml,或参照相关产品说明书。如果在预充过程中看到游离的吸附剂颗粒冲出,提示吸附剂包膜破损,必须更换血液灌流器。

　　3)预冲即将结束前,用 4% 肝素生理盐水(配制方法为:生理盐水 500ml 加入普通肝素 20mg,可根据临床实际情况做相应调整)浸泡管路和滤器 30 分钟。在上机前应给予不少于 500ml 的生理盐水冲洗。但肝素类药物过敏或既往发生肝素诱导血小板减少症患儿禁用。

　　4)血液灌流器反转至动脉端向上、静脉端向下的固定方式,准备开始治疗。

　　注意:儿童的循环血量较成人少,体外循环中的容量不应超过患儿循环血量的 10%,以最大程度减少血流动力学的波动,预冲液的选择应根据患儿体重、病情和体外循环回路的血容量决定,如体外循环回路容量大于患儿循环血量的 10%(8ml/kg)时,可于灌流治疗开始前进行体外预充,预充液可采用生理盐水、代血浆、新鲜血浆或 5% 白蛋白,甚至全血,从而降低体外循环对患儿血压的影响。

(3)建立体外循环:

1)中心静脉留置导管连接:

A. 准备治疗包、碘伏消毒棉签和医用垃圾袋。

B. 患儿头偏向对侧,戴口罩。打开静脉导管外层敷料和内层敷料,观察导管皮肤入口处有无红肿和渗出。

C. 先消毒导管皮肤入口周围皮肤,再分别消毒导管和导管夹子。

D. 辅助人员戴无菌手套固定导管。

E. 打开治疗包,戴无菌手套,将治疗包内无菌治疗巾垫于静脉导管下,将导管放于无菌治疗巾上。

F. 先检查导管夹子处于夹闭状态,再取下导管肝素帽。

G. 辅助人员分别消毒导管接头。

H. 用注射器回抽导管内封管液,推注在纱布上检查是否有凝血块,回抽量为动、静脉管各 2ml 左右。如果导管回抽血流不畅时,认真查找原因,严禁使用注射器用力推注导管腔。

I. 根据医嘱从导管静脉端推注首剂量抗凝剂,连接体外循环。

J. 医疗污物放于医疗垃圾桶中。

2)动静脉内瘘穿刺:

A. 检查血管通路:检查有无红肿、渗血、硬结,并摸清血管走向和搏动。

B. 选择穿刺点后,用碘伏消毒穿刺部位皮肤。

C. 根据血管的粗细和血流量要求等选择穿刺针。

D. 采用阶梯式、纽扣式等方法,以合适的角度穿刺血管。先穿刺静脉,再穿刺动脉,动脉端穿刺点距动静脉内瘘口 5cm 以上、动静脉穿刺点的距离 5cm 以上为宜,固定穿刺针。根据医嘱推注首剂量抗凝剂。

(4)启动血泵,通常设置血流量为 50~130ml/min 或 3~5ml/(kg·min),应根据患儿的凝血、年龄和体循环情况调整血流量。初始血流速度慢一些,逐渐增加血泵速度到最大。当血液经过灌流器即将达到静脉端血路的末端出口时,与已经建立的灌流用血液通路正确牢固地连接。

(5)抗凝治疗:一般而言,血液灌流时肝素用量较常规血液透析剂量要大。为保证 HP 体外循环的管路及灌流器不发生凝结,必须使用抗凝剂,同时要预防抗凝剂过量导致出血的风险。在上机转流前应充分评估患儿的凝血状态,对于凝血功能正常的患儿可采取以下方案。具体抗凝方式参见第三章第二节。

(6)治疗的时间与次数:一般情况下,活性炭吸附剂对大多数溶质的吸附在 2~3 小时内达到饱和,树脂在治疗 2 小时后会出现被吸附物质解吸。因此,单次 HP 时间多为 2 小时左右。如有必要继续 HP 可在 2 小时后使用第 2 个灌流器,但 1 次 HP 治疗的总时间不超过 6 小时。

(7)反跳现象的监测:部分脂溶性较高的药物(如安眠药或有机磷类)中毒经过灌流后,可以很快降低循环内的药物或毒物水平,治疗后外周组织中的药物或毒物再次释放入血,导致患儿症状或体征的反复。另一常见原因是没有进行彻底洗胃而在治疗后药物再次经胃肠道吸收入血,一旦出现反跳迹象可以再次进行灌流治疗。

(8)结束治疗与回血下机:

1)生理盐水回血:同血液透析。

2)空气回血:利用空气替代生理盐水,尽量减少所吸附药物与吸附剂洗脱解离、再次入血,但应注意空气栓塞的风险。

(二) 组合式血液灌流联合血液透析治疗

1. 治疗前准备

(1)物品准备:同前。

(2)设备准备:血液透析机。

(3)灌流器肝素化操作:参见第三章第七节。

2. 操作程序与步骤

(1)开机自检:同血液透析治疗。

(2)血液灌流器、血液透析器和管路的安装:按照体外循环的血流方向依次安装透析管路;将灌流器动脉端向下、静脉端向上固定于灌流器固定支架上;将透析器动脉端向下、静脉端向上固定于透析器固定支架上。

(3)管路、血液灌流器与血液透析器预充和冲洗:

1)采用灌流器动态肝素化方法时,用生理盐水排净动脉端透析管路气体后,连接动脉端透析管路到灌流器,再连接灌流器与静脉端透析管路;用肝素 100mg/500ml 生理盐水缓慢冲洗,静置 20~30 分钟后,再用 1 000ml 生理盐水冲洗。

2)采用灌流器静态肝素化方法时,用生理盐水排净动脉端透析管路气体后,连接动脉端透析管路到灌流器,再连接灌流器与静脉端透析管路,用生理盐水 1 000ml 冲洗。

3)断开灌流器与静脉端透析管路,将静脉端透析管路移向透析器静脉端进行连接,用连接管将灌流器静脉端与透析器动脉端连接,用生理盐水 2 000ml(或产品说明书要求)冲洗。

4)预冲(排气与冲洗)生理盐水直接流入废液收集袋中,并且废液收集袋放于机器液体架上,不得低于操作者腰部。不建议预冲生理盐水直接流入开放式废液桶中。

注意事项:①组合式血液灌流操作复杂,断开、连接环节多,要严格无菌操作,严禁出现液体滴洒和空气进入现象。②灌流器必须独立预充后,再将灌流器与透析器连接进行串联预充,严格按照预充剂量和顺序进行。③推荐使用有多功能连接装置和 2 个废液收集袋的管路,实现灌流器、透析器分别密闭式独立预充,避免预充和撤出灌流器过程中的断开环节。④特别注意儿童不同于成人,要估计体外循环量,如果体外循环回路容量大于患儿循环血量的 10%(8ml/kg)时,可于灌流治疗开始前进行体外预充,预充液可采用生理盐水、代血浆、新鲜血浆或 5% 白蛋白,甚至全血。血流速度也要适合,注意监测血压问题。

(4)冲洗完毕后根据医嘱设置治疗参数。

(5)上机与监测:参见第三章第三节。

(6)抗凝治疗:参见第三章第七节。血液灌流结束后维持血液透析治疗时追加抗凝剂剂量可适当减少。

(7)撤除灌流器操作:

1)根据医嘱完成血液灌流治疗,调整血液流量至 50~100ml/min。

2)用生理盐水 200ml 全程回血,灌流器颜色变浅后,撤出灌流器,继续透析治疗。应注意严格无菌操作,严禁在断开时出现血液滴洒和空气进入。

(8)结束治疗与回血下机:同血液透析治疗,参照第三章第三节。

四、并发症及防治

(一) 吸附器生物不相容性

主要临床表现为灌流治疗开始后 0.5~1 小时患儿出现寒战、发热、胸闷、呼吸困难、白细胞或血小板一过性下降(可低至灌流前的 30%~54%)，一般不需要中止灌流治疗，可适量静脉推注地塞米松和吸氧。如果经过上述处理，症状不缓解，并严重影响生命体征而确系生物不相容导致者，应及时中止治疗。

(二) 吸附颗粒栓塞

HP 治疗开始后患儿出现进行性呼吸困难、胸闷、血压下降等，应考虑可能存在吸附颗粒栓塞。一旦出现吸附颗粒栓塞现象，必须停止治疗，并给予吸氧或高压氧治疗，同时配合相应的对症处理。目前灌流器多采用微囊技术，经过预冲洗后，除非滤网破裂，一般不易出现碳粒栓塞。

(三) 空气栓塞

主要源于灌流治疗前体外循环体系中气体未完全排出干净、治疗过程中血路连接处不牢固或出现破损而导致气体进入体内。患儿可表现为突发呼吸困难、胸闷气短、咳嗽，严重者表现为发绀、血压下降甚至昏迷。一旦诊断成立，应立即钳夹静脉管路、关闭血泵，置患儿于左侧卧位，抬高下肢，给予高浓度吸氧等急救治疗。

(四) 低血压

发生率为 20%~50%，主要由于血容量不足导致。最常发生在 HP 初始阶段。做好预冲是防止低血压的前提。如果使用升压药物，应在静脉端注入或用另外的补液通道注入。

(五) 凝血

凝血原因有：肝素用量不足，血流量不足；血流量低于

50ml/min 易发生灌流器堵塞,环境温度过低也容易发生凝血,应保持血流温度在 37℃左右,室温在 23~28℃。在治疗过程中,必须严密观察,早期发现凝血现象,及早对症处理。

（六）出血或出血倾向

出血主要与灌流过程中应用肝素抗凝有关。HP 可吸附一定量的血小板和凝血因子;活性炭也吸附某些活性因子如纤维蛋白原,也是造成出血倾向的原因之一。肝素有时可造成肝素诱导性血小板减少症,治疗结束后应用鱼精蛋白中和肝素。

（七）体温下降

与灌流过程中体外循环没有加温设备、设备工作不正常或灌流过程中注入过多的冷盐水有关。

附:目前国内较常用灌流器类型列表

厂商	产品型号	吸附材料	血室容量 /ml	吸附毒素	适用范围
健帆	HA130	中性大孔吸附树脂	100±5	清除尿毒症毒素中的中大分子或与蛋白结合类毒素（β_2-MG、TNF-α、IL-6）等	清除人体内源性和外源性代谢产物、毒物及残余药量
	HA230		145±5	对毒物的清除作用明显,巴比妥类、洋地黄苷、有机磷、百草枯等	

续表

厂商	产品型号	吸附材料	血室容量/ml	吸附毒素	适用范围
健帆	HA280		155 ± 5	调节机体免疫状态,清除患者血液中的细胞因子,抑制炎症反应	
	HA330		185 ± 5	调节机体免疫状态,清除患者血液中的细胞因子,抑制炎症反应	
	HA330-Ⅱ		185 ± 5	有效清除重型肝炎患者的肝衰竭毒素	
	HA380		185 ± 5	吸附血液中过多的炎症因子及代谢产物,控制炎症因子暴发	
	BS330	阴离子交换树脂	160 ± 5	特异性清除胆红素、胆汁酸、迅速改善黄疸症状	各种原因引起的高胆红素、高胆汁酸血症,用于胆汁淤积、各种原因引起的肝衰竭伴胆红素明显升高的患者

续表

厂商	产品型号	吸附材料	血室容量 /ml	吸附毒素	适用范围
健帆	DNA230	固定小牛胸腺 DNA 的炭化树脂	149 ± 5	特异性识别和吸附患者体内 DNA 自身抗体,降低抗核抗体(ANA)和抗双链 DNA(ds-DNA)抗体的滴度	重度活动的 SLE 患者(SLE-DAI 评分 ≥ 15),自身抗体滴度过高(抗 ds-DNA 超出正常值范围 20% 以上),合并器官损害(狼疮性肾炎、狼疮性脑病等)
旭化成	BRS350	氯化芳基乙酰基 -N,N-二甲基 -N-苯甲基苯甲胺与二乙烯苯和苯乙烯的聚合物	350	选择性吸附胆红素和胆汁酸	高胆红素类疾病
	TR350	色氨酸固定化聚乙烯醇凝胶	350	选择性吸附 AChR 抗体	自身免疫性神经系统疾病如重症肌无力
	PH350	苯丙氨酸固定化聚乙烯醇凝胶	350	选择性吸附免疫复合物、类风湿因子和抗 DNA 抗体	自身免疫性疾病

续表

厂商	产品型号	吸附材料	血室容量/ml	吸附毒素	适用范围
爱尔	YTS100	活性炭		清除尿毒症患者体内中分子,治疗改善维持性透析患者并发症以及改善患者微炎症状态	维持性血液透析相关并发症:肾性骨病、顽固性皮肤瘙痒、周围神经病变、心血管疾病等
	YTS160	活性炭		用于急慢性药物、毒物中毒及过量药物的清除,达到快速清除外源性毒性物质的目的	①血药浓度达到或超过致死量者;②药物或毒物种类、剂量不明者;③无特异性对症解毒药者;④两种以上药物、毒物中毒者
金宝	Adsorba 150c	活性炭		有效清除肌酐、尿酸、中分子毒物、胍类、酚类、氨、药物及芳香族氨基酸	急性中毒与肝衰竭

注:给出表内的所有灌流器商品及厂商名称信息,是为了方便本书的使用者参考,并不表示对该产品的认可。如果其他等效产品具有相同的效果,则可使用这些等效产品

（党西强）

第八节　血液（浆）免疫吸附

血液（浆）免疫吸附是指将高度特异性的抗原、抗体或有特定物理化学亲和力的物质（配体）与吸附材料（载体）结合制成吸附剂（柱），全血或分离后的血浆经过吸附柱，选择性或特异地清除血液中的致病因子，从而达到净化血液、缓解病情的目的。

一、适应证及禁忌证

（一）适应证

1. **肾脏和风湿免疫系统疾病**　重症系统性红斑狼疮和狼疮性肾炎、抗肾小球基底膜病、ANCA 相关性血管炎、原发性局灶节段性肾小球硬化、免疫性肝病、脂蛋白肾病、冷球蛋白血症、严重的幼年特发性关节炎、单克隆丙种球蛋白血症、抗磷脂抗体综合征等。

2. **神经系统疾病**　重症肌无力、吉兰 - 巴雷综合征（Guillain-Barré syndrome）等。

3. **血液系统疾病**　特发性血小板减少性紫癜、血栓性血小板减少性紫癜、血友病、免疫性溶血性贫血等。

4. **血脂代谢紊乱**　严重的家族性高胆固醇血症、高甘油三酯血症等。

5. **肝衰竭**　重症肝炎、严重肝衰竭尤其是合并高胆红素血症的患儿等。

6. **器官移植排斥**　肾移植和肝移植排斥反应、群体反应抗体（PRA）升高、移植后超敏反应等。

7. **重症药物或毒物的中毒**　发生化学药物或毒物、生物毒素中毒后,对于高脂溶性而且易与蛋白结合的药物或毒物,可选择血浆灌注吸附,或与血液透析联合治疗效果更佳。

8. 其他疾病　扩张性心肌病、银屑病、甲状腺功能亢进、耐胰岛素性糖尿病等。

(二) 禁忌证

1. 绝对禁忌证　对体外血路或灌流器等材料过敏者。

2. 相对禁忌证

(1)严重活动性出血或 DIC,药物难以纠正的全身循环衰竭。

(2)颅内出血或重度脑水肿伴有脑疝。

(3)精神障碍或不能配合治疗者。

(4)严重的血小板减少[血小板 $<(30\sim50)\times10^9/$ L]及重度贫血者。

二、吸附器及治疗方式的选择

(一) 吸附器的选择

1. 清除致病性自身抗体的吸附柱有葡萄球菌 A 蛋白、多克隆抗人 IgG 抗体、苯丙氨酸、色氨酸、DNA 免疫吸附柱等。

2. 清除免疫复合物,如 C1q 吸附柱。

3. 清除内毒素,如多黏菌素 B 纤维柱。

4. 清除低密度脂蛋白,如抗 LDL 抗体免疫吸附柱。

5. 清除胆红素,如胆红质吸附柱。

6. 其他清除 β_2- 微球蛋白,如 β_2-MG 免疫吸附柱等。

(二) 吸附模式的选择

根据作用对象,吸附模式可分为全血免疫吸附及血浆免疫吸附。相比于全血吸附,血浆吸附具有清除效率高、不易凝血、对血液有形成分影响小的优点,但需要使用血浆分离器,操作复杂,成本较高,体外循环血量较大。

值得注意的是,某些疾病因其特殊性需要全血免疫吸附,如内毒素血症患儿体内的内毒素大部分以与血小板结合的形式存在,游离的内毒素很少,故应采用全血吸附。

全血免疫吸附不需要分离血浆,全血直接进入免疫吸附柱进行免疫吸附即可。此方法操作简单,单泵灌流机即可实施。国内儿科目前常用的有 DNA 免疫吸附,用于治疗重症系统性红斑狼疮。

三、血浆免疫吸附操作流程

血浆免疫吸附疗法存在不同的吸附剂类型和不同的治疗模式,其操作程序也有所不同,应参照不同的治疗方法、不同吸附柱及不同的机器设备的相关说明书进行。

主要程序如下:

1. 治疗前评估

(1)医院资质:建议在三级甲等儿童医院的儿童血液净化中心、三级甲等综合医院儿科的儿童血液净化室或依附成人血液净化中心设立的由儿科管理的儿童血液净化室进行。

(2)术前常规检查:血常规,出血、凝血指标,血清白蛋白,血清球蛋白,血电解质(钠、钾、氯、钙、磷),肝功能,肾功能,及与原发病相关的特异性指标等。

(3)由有资质的儿童血液净化治疗专业的医师综合评估患儿适应证和禁忌证,确定患儿是否应进行血浆吸附及选用何种吸附器。

(4)向家属及 / 或患儿交代病情,签署知情同意书。

2. 建立血管通路   参照第三章第一节,多采用临时血管通路。

3. **物品准备及核对**　按医嘱准备血浆分离器、血浆成分吸附器、专用血液吸附管路并核对其型号;准备生理盐水、葡萄糖溶液、抗凝剂、配制含有抗凝剂的生理盐水;准备体外循环用的必需物品,如止血钳、注射器、手套等。常规准备地塞米松、肾上腺素等急救药品和器材。

4. **确定血浆吸附的治疗处方**

(1)治疗剂量:一般单次吸附治疗的剂量为 2~3 倍血浆容量,治疗持续时间以 2~3 小时为宜。若有必要可更换一只吸附器继续吸附,或定时、定期再进行吸附。吸附器的选择根据治疗目的决定。具体疗程可根据患儿致病的抗体、免疫球蛋白 G 等致病因子水平来评定。患儿的血浆容量可以按照下述公式进行计算和估计:血浆容量(L)=0.065× 体重(kg)×(1-血细胞比容)。

(2)抗凝:参照第三章第二节。

5. **血浆吸附的操作流程**

(1)按照设备出厂说明书准备并检查设备运转情况。

(2)开机自检。核对血浆分离器、血浆成分吸附器、管路等型号。按治疗方式、机器及各种耗材的产品说明书进行安装连接、预冲。

(3)查对患儿姓名,检查生命体征并记录。

(4)给予患儿抗凝剂。

(5)设定血浆吸附治疗参数,包括血液泵、血浆泵、废液泵和肝素泵流量、血浆处理目标量、温度,设定各种报警参数。

(6)开始连接患儿,引血至管路开始治疗。密切观察机器运行,包括全血流速、血浆流速、动脉压、静脉压、跨膜压变化。特别是开始治疗 30 分钟以内要抗凝充分,此点非常重要。

(7)治疗开始时血流量:成人一般从 50~80ml/min 逐渐增

加至 100~150ml/min，小年龄儿起始血流量的速度要比成人慢，逐渐增加至 3~5ml/(kg·min)。血浆流速一般控制在血液流速的 30% 左右。

(8)密切观察各种滤器情况、血浆颜色，注意有无溶血的发生，如有破膜应及时更换吸附器。

(9)密切观察患儿生命体征，心电血氧血压监护，每 30 分钟记录血压、心率等。

(10)达到治疗量后，进入回收程序，观察并记录患儿生命体征、病情变化、治疗参数及治疗经过。

四、并发症及处理

(一)低血压

参见第五章第一节。

(二)过敏反应

治疗前各种滤器要充分预冲，并且预冲时要注意检查吸附器。治疗过程中出现皮疹等症状时应给予糖皮质激素和抗组胺类药物、吸氧等对症治疗，必要时终止血浆吸附治疗，严重者出现休克时应按过敏性休克处理。

(三)溶血

查明原因，并予以纠正，如为滤器破膜，应及时更换。若发生溶血应严密监测血钾，避免发生高血钾。

(四)出血或出血倾向

多为抗凝剂过量所致。肝衰竭患儿凝血功能差，可酌情于治疗前输血浆、凝血酶原复合物等补充凝血因子。肝素过量可用鱼精蛋白中和，并适当应用止血药物。

(五)凝血

凝血原因有:肝素用量不足，血流量不足;预充不充分;患儿处于高凝状态,环境温度过低也容易发生凝血,应保持血流温度在 37℃ 左右,室温在 23~28℃。术中密切观察跨膜压变化,调整肝素追加量。如跨膜压短时间内迅速升高,可临时追加肝素量。若出现滤器破膜,应立即更换。

(六) 空气栓塞

主要原因是治疗前体外循环体系中气体未完全排出干净、治疗过程中血路连接处不牢固或出现破损,或采用空气回血法使空气进入血管内。患儿可表现为突发呼吸困难、胸闷气短、咳嗽,严重者表现为发绀、血压下降甚至昏迷。一旦诊断成立,应立即钳夹静脉管路、关闭血泵,置患儿于左侧卧位,抬高下肢,给予高浓度吸氧等急救治疗。

附:DNA230 免疫吸附治疗儿童重症 SLE

1. **血管通路的建立** 常选用股静脉或颈内静脉。

2. **免疫吸附柱预冲** 先用 5% 的葡萄糖注射液 500ml 灌注吸附柱和管道,静置 30 分钟后再用 4 000ml 含肝素的生理盐水(肝素 20mg/500ml)进行预充,最后用 500ml 生理盐水(内含肝素 100mg,这不同于一般灌流器)闭式循环 30 分钟以上(一定达到充分浸泡,预冲时间不能少于 2 小时)。预充流量为 50~100ml/min,并轻拍排空空气。

3. **体内肝素化** 对于凝血功能正常的患儿,首剂肝素不能低于 1mg/kg,在高凝状态时可适量增加,每小时追加 0.2~0.5mg/(kg·h),灌流结束前 30 分钟停用肝素。DNA 免疫吸附治疗过程中应十分注意抗凝问题。DNA 免疫吸附柱与 HA 型灌流器不同。HA 型灌流器的吸附剂是 HA 中性大孔吸附树脂,在柱体里为湿态保存,故不易发生凝血;而 DNA230 免疫吸附柱采用的吸附剂是有功能化配基的球形炭化树脂,为干态保存,容易凝血,在使用前应严格按照说明书要求充分预冲及抗凝。

4. **血液流量**　儿童血液流速为 3~5ml/(kg·min)。

5. **吸附时间**　2~2.5 小时。

6. **回血方法**　采用空气回血法回血。此过程注意减慢血泵速度,回血即将结束时可迅速使用止血钳夹闭管路并停止血泵,一定不能使空气进入血管内。

(赵成广)

第九节　单纯超滤

单纯超滤是利用对流转运机制,采用容量控制或压力控制,通过透析器或血滤器的半透膜内外压力差,等渗地从全血中去除水分的一种治疗方法。在单纯超滤治疗过程中,不需要使用透析液和置换液。

在单纯超滤过程中,无离子交换,患儿体循环中晶体渗透压无变化,而胶体渗透压随水分清除而升高,加快了组织间隙向血管内补充容量。患儿血流动力学较稳定,有利于清除体内过多的水分。

一、适应证和禁忌证

(一) 适应证

1. 各种原因所致的严重水肿,内科药物治疗效果不佳时。

2. 充血性心力衰竭。

3. 急、慢性肺水肿。

(二) 禁忌证

严重低血压。

二、治疗前准备

(一) 患儿准备

1. **病情评估**

(1)生命体征:患儿的意识状态、血压、心率、呼吸、血氧饱和度等。

(2)血容量状态评估:尿量、体重增长、水肿程度、体位(能否平卧)、心肺体征(心脏舒张期奔马律、双肺底部湿性啰音)、影像学检查(胸、腹腔积液情况,心影大小等)、心电图(心包积液、心律失常),如有条件应测定中心静脉压(central venous pressure,CVP)和/或肺动脉楔压(pulmonary arterial wedge pressure,PAWP),以客观评估患儿的血容量状态。

(3)血液检查指标评估:血生化、血气分析、血常规、血型、乙肝5项、丙肝、梅毒、HIV抗体,全面了解患儿的肝肾功能、血清白蛋白水平、电解质(钾、钠)、酸碱状态、血细胞比容等。

2. **出血、凝血功能评估**　见第三章第二节。

3. **医患沟通**　告知病情,患儿的监护人签署中心静脉置管、血液净化治疗知情同意书。

(二) 血管通路建立

有长期血管通路时可采用内瘘。无血管通路时,建立临时血管通路,中心静脉置管。

(三) 设备及器材选择

1. **设备**　根据医院实际情况,选择普通血液透析机、单纯超滤机、连续床旁血滤机。

2. **透析器或血滤器**　根据患儿的体表面积、水肿程度选择适宜的透析器或血滤器面积选择。通常透析器的选择为:<20kg 0.1~0.4m² ;20~ ≤ 30kg 0.4~0.8m² ;30~40kg 0.6~1.0m² ;>40kg 1.0~1.2m²。

3. **血液透析管路**　单纯超滤体外血液透析管路,建议使用管路容量为 25~75ml 的管路,新生儿 20ml,婴幼儿 40ml,儿童 75ml,体外循环血容量(针、管路、滤器)≤ 8ml/kg(血容量10%),如 >8ml/kg,用生理盐水、血白蛋白、血浆或红细胞悬液预充。

(四) 抗凝剂选择

参见第三章第二节。

(五) 治疗方式选择

是选择单纯超滤,还是选择缓慢连续性超滤(slow continuous ultrafiltration,SCUF),应视病情及设备条件等方面权衡利弊而定。SCUF 是利用对流原理,连续缓慢清除溶质和水分的一种肾替代治疗方式。不需置换液和透析液,对血流动力学影响较小,患儿更容易耐受,适用于心血管功能状态不稳定而又需要超滤脱水的患儿。如各种原因导致的伴有心血管功能状态不稳定严重水肿患儿、难治性心力衰竭、慢性充血性心力衰竭、心脏手术或心肺复苏后伴细胞外液容量负荷过多、严重水肿者,可选择 SCUF。与单纯超滤比较,SCUF 的超滤率较低,要达到目标超滤量,需延长治疗时间。

三、操作程序

1. **物品准备**　准备血液透析器/滤器、管路、穿刺针、无菌治疗巾、生理盐水、碘伏和棉签等消毒物品、一次性手套等。

2. 检查透析机电源线连接是否正常,接通电源,打开设备开关,按照操作程序进行机器自检。

3. 在正确无菌操作下,依次安装管路,连接透析器或血滤器,将透析器或血滤器的滤出液出口端朝上,便于气体排出。

4. 连接预冲液袋,为减少瓶装生理盐水开口,推荐使用静脉用袋装生理盐水 1 000ml,进行密闭式预冲。有高凝倾向的患儿,用 4% 肝素生理盐水(生理盐水 500ml 加普通肝素 20mg)浸泡管路和滤器或透析器 30 分钟,也可根据临床实际情况做相应调整。肝素生理盐水浸泡过的管路或滤器在上机前应给予 ≥ 500ml 的生理盐水冲洗。

5. 打开血泵开关进行预冲,血泵速度不宜过快(<180ml/min),依次将动脉壶、肝素管、滤器和静脉壶等部位的气体排净,整个管路系统充满液体,调节动静脉壶液面在 2/3 处。预冲液体量按照不同透析器或滤器说明书的要求去做,如无特殊要求,生理盐水不应少于 800ml。

6. 根据病情、治疗要求设置超滤量、超滤时间。单纯超滤将血液透析机处于旁路状态,连续床边血滤机置换液、透析液处于停止状态,通过跨膜压完成超滤。单纯超滤原则上每次超滤总量(脱水量)以不超过体重的 4%~5% 为宜,或每小时体重下降不超过 1.5%~2%。缓慢连续性超滤,超滤率一般设定为 2~5ml/min,超滤液总量不超过体重的 5% 为宜。

7. 按正确无菌操作要求,建立患儿的血管通路,给予抗凝药物。

8. 调整血流量,血流量由 50ml/min 开始,逐步缓慢增加血流量至 3~5ml/(kg·min)。

9. 注意监测患儿的心率、血压、氧饱和度等循环状态指标,有条件的单位推荐监测患儿的有效循环血量,依据各项指标变化,调整超滤率。同时注意监测动脉压、静脉压、跨膜压以及滤器的凝血情况,有条件的单位推荐监测凝血参数,动态调整抗凝药物剂量,也可在中途用生理盐水 100ml 冲洗滤器。

10. 完成目标超滤量后,进入回血程序,将血流量调至

50ml/min,用生理盐水回血下机,结束单纯超滤治疗。

四、并发症及其处理

(一) 低血压

多为超滤率过大所致,在低氧血症、严重低蛋白血症、贫血者更易发生。通常发生在单纯超滤后程或结束前,主要表现为打哈欠、哭闹、烦躁、腹痛、肌肉痉挛、恶心、呕吐、出汗、面色苍白、呼吸困难和血压下降。应立即降低超滤率,减慢血流量,输入生理盐水 20~100ml 或血白蛋白、血浆、全血。如经过上述处理后血压仍不能恢复正常,应停止单纯超滤,并予以积极救治。

(二) 心律失常、猝死

心血管状态不稳定的患儿,在单纯超滤过程中,有发生致命性心律失常、猝死的可能性。故原则上对这类患儿,推荐采用缓慢连续性超滤治疗模式。如一旦发生严重心律失常,应立即停止单纯超滤,并给予积极抢救。

(三) 出血

多与抗凝药物剂量过大有关,应根据患儿凝血状态,选择相应抗凝剂及剂量。当单纯超滤中患儿发生出血时,对采用普通肝素作为抗凝剂的患儿,应暂时停用,并给予适量的鱼精蛋白拮抗。

(四) 透析器 / 滤器和管路凝血

往往是由于患儿存在高凝状态,或抗凝药物剂量不足、静脉回血不畅,血流缓慢、患儿不合作、血泵反复停止运转、低血压等原因,使滤器或透析器和管路发生凝血。对存在上述情况或在单纯超滤过程中,出现静脉压、跨膜压逐渐升高,管路、滤器颜色加深,应立即增加抗凝药物(肝素或低分子量肝素)

剂量,有条件的单位应急查抗凝血酶Ⅲ活性,如患儿抗凝血酶Ⅲ活性 <50%,换用阿加曲班抗凝。如短时间内静脉压、跨膜压突然升高,管路、滤器颜色加深,应立即回血,避免凝血。如在回血下机时,回血阻力突然升高,怀疑滤器管路有凝血时,应立即停止回血,以免血栓进入体内。

(五) 透析器 / 滤器破膜漏血

大多为滤器本身有损坏,或单纯超滤时跨膜压过高导致的滤器破膜,血液进入超滤液内,此时必须立即更换滤器。

五、注意事项

(一) 温度对超滤影响

温度过低会使血液黏度增加,而影响超滤效果。故在单纯超滤过程中,应注意给患儿保温。

(二) 血清白蛋白水平对超滤影响

在单纯超滤过程中,患儿血清白蛋白水平越高,血清蛋白成分越容易黏附于滤器膜上,而影响超滤效果。但血清白蛋白水平过低,血浆胶体渗透压下降,在单纯超滤过程中,患儿组织间隙液体回流入血速度减慢,血管再充盈不足,易发生低血压,而难以完成目标超滤。在治疗结束后也会出现失衡症状,甚至会发生急性肺水肿、心力衰竭。对于此类患儿,应考虑单纯超滤过程中补充人血白蛋白等胶体溶液。

(三) 高凝状态对超滤的影响

如果患儿存在高凝状态,抗凝剂(肝素或低分子量肝素)剂量不足或抗凝血酶Ⅲ活性低下,而使用肝素或低分子量肝素类制剂作为抗凝剂时,在单纯超滤过程中,会使滤器和管路发生凝血,从而影响超滤效果。此时应适当增加肝素或低分子量肝素剂量,如效果不佳,则建议改用阿加曲班、枸橼酸钠作为抗凝药,有条件时应进行抗凝血酶Ⅲ活性监测,明确原因。

（四）滤器或透析器对超滤的影响

高通量滤器或透析器,有助于完成目标超滤量,但超滤过程中氨基酸等营养物质,也会因此丢失增多。

（五）单纯超滤对电解质影响

单纯超滤为等渗脱水,血液中电解质将随水分等比例清除,但对尿素氮、肌酐的清除是不够的,不能调节电解质、酸碱平衡。故在单纯超滤结束后,可有钠离子总量降低,由于超滤引起有效循环血容量下降,刺激交感神经兴奋,促进钾离子由细胞内向细胞外移动,可使血钾升高,故在单纯超滤结束后,应监测血电解质或心电图。对单纯超滤前即存在高血钾者,应采用序贯透析方式,先行透析,血钾正常后再进行单纯超滤,避免高钾危象发生。

（六）患儿耐受性与超滤选择

对需大量脱水,但对血液透析治疗耐受性差的血液透析患儿,如肾衰竭伴容量超负荷,推荐采用序贯透析方式,即单纯超滤与血液透析结合,而不仅仅进行单纯超滤治疗。在急性肺水肿的紧急情况下,初始可采用较高超滤率,但时间不宜过长,此时患儿循环状态不稳定,易发生低血容休克。慢性充血性心力衰竭患儿,推荐选择缓慢连续超滤。

（赵　非）

第十节　连续性血液净化

连续性血液净化（continuous blood purification,CBP）是在连续性肾脏替代治疗（continuous renal replacement therapy, CRRT）基础上发展起来的一组体外血液净化治疗技术,是所有连续、缓慢清除水分和溶质治疗方式的总称,其主要原理为弥散、对流及吸附。CBP 已经由单纯的肾脏替代治疗拓展至非肾脏疾病的救治,被重症医学界认为其是近年来的重要发展,成为各种危重症救治包括严重脓毒症、中毒、严重结缔组织病等最重要的支持措施之一,并与人工肝技术、体外膜氧合技术等组成体外生命支持系统(extracorporeal life support, ECLS)。

一、儿童 CBP 技术主要内容

(一) 缓慢连续超滤

缓慢连续超滤(slow continuous ultrafiltration, SCUF)是将血液引入滤器或透析器后,单纯依赖增加透析膜跨膜压力差清除水分,控制容量的方法。基本原理为采用对流的方式,不补充置换液和透析液,对溶质的清除不理想。主要用于清除过多液体如心脏病术后。

(二) 连续性静脉 - 静脉血液透析

连续性静脉 - 静脉血液透析(continuous veno-venous hemodialysis, CVVHD)是通过弥散清除过量小分子物质,平衡电解质、酸 / 碱和过量液体的方法。主要用于高分解代谢需要清除的小分子溶质。

(三) 连续性静脉 - 静脉血液滤过

连续性静脉 - 静脉血液滤过(continuous veno-venous hemofiltration, CVVHF)采用对流原理,主要清除体内中小分子物质,可清除部分炎症介质。在 CVVHF 基础上发展而来的高容量血液滤过(HVHF),通过增加置换液输入量进一步提高对大、中分子溶质的清除作用,临床主要用于严重全身炎症反应综合征如脓毒症。但是其疗效仍存在争议,认为 CVVHF

与连续性静脉 - 静脉血液滤过透析没有明显区别。

(四) 连续性静脉 - 静脉血液透析滤过

连续性静脉 - 静脉血液透析滤过 (continuous veno-venous hemodiafiltration, CVVHDF) 是 CVVHD 与 CVVHF 的有机结合, 同时应用对流及弥散方式, 可有效清除小、中、大分子物质。主要用于严重全身炎症反应综合征如脓毒症、严重复合伤、心肺复苏后等。

(五) 连续性高通量透析

采用人工合成高通量膜, 弥补 CVVHD 对中、大分子物质的清除不足, 其滤器膜材截点通常为 60~100kDa, 尽管没有置换液补充, 仍有溶质的对流清除, 是对流及弥散最优化结合, 可清除大、中、小分子物质, 相当于不需要置换液的 CVVHDF; 适合于高分解代谢伴全身炎症综合征, 伴急性肾功能损伤。

(六) 杂合模式

经典的杂合模式是 SLED 模式 (sustained low-efficiency diafiltration, SLEDD), 介于间歇血液透析 (intermittent hemodialysis, IHD) 和 CRRT 之间的持续低效透析模式; 广义的杂合模式为 CRRT 模式叠加其他模式如 TPE、HP 等, 国内外已经广泛延伸为两种及以上模式的联合使用, 应用于治疗严重脓毒症、肝功能衰竭等。如连续血浆滤过吸附模式 (continuous plasma filtration adsorption, CPFA): 先应用膜式血浆分离器连续分离血浆, 分离的血浆通过吸附器进行吸附 (多为树脂材料) 后与血液有形成分混合, 再经过常规血液透析滤过器后返回体内; CPFA 能选择性去除内毒素、炎症介质和活化补体, 对 LPS 和 TNF-α 等大分子清除率高, 同时维持水电解质稳定。主要用于治疗严重脓毒症。双重血浆滤过技术 (DFPP) 是将两种血液净化技术——血浆分离技术(分离血浆和有形成分：红细胞、血小板和白细胞)和血浆成分分离技术(分离大分子蛋白)有机叠加而成。临床上主要用于免疫球蛋白、脂蛋白等大分子致病物质的清除。其他如 MARS 及 DPMAS 临床应用于非生物型人工肝。

二、儿童适应证和禁忌证

(一) 适应证

1. 肾脏疾病

(1) 急性肾损伤(acute kidney injury, AKI)：连续性血液净化主要用于存在高分解代谢、血流动力学不稳定和合并脓毒症的 AKI；AKI 合并严重电解质紊乱或酸碱代谢失衡；严重水潴留，如心力衰竭、肺水肿、脑水肿；以及外科术后特别是心外科手术后及全身炎症反应综合征(systemic inflammatory response syndrome, SIRS)合并 AKI；药物或毒物中毒引起的 AKI。

(2) 慢性肾衰竭(chronic renal failure, CRF)：合并急性肺水肿、尿毒症脑病、心力衰竭、血流动力学不稳定等。

(3) 少尿而需要大量补液时：全身静脉营养、各种药物治疗等。

2. 非肾脏疾病

包括清除大量水分(>10% 以上)、合并 AKI 及大量炎症介质清除如 MODS、脓毒症或脓毒症休克、急性呼吸窘迫综合征(acute respiratory distress syndrome, ARDS)、挤压综合征、乳酸酸中毒、急性重症胰腺炎、心肺体外循环手术、严重外伤后或手术后等，以及肝性脑病、药物或毒物中毒、严重水电解质和酸碱代谢紊乱、肿瘤溶解综合征、过高热、先天性代谢性疾病(甲基丙酸血症、枫糖尿症等)。国内有推荐儿童出现脓毒症合并一个或一个以上器官功能不全时可以使用。

（二）禁忌证

CBP 无绝对禁忌证，但存在以下情况时使用慎重：

1. 无法提供或建立合适的血管通路。

2. 无法获得适合于小婴儿的滤器。

3. 严重的凝血功能障碍及活动性出血，特别是颅内出血。

4. 恶性肿瘤等疾病的终末期。

5. 药物无法纠正的低血压。

三、治疗前准备患儿护理设备

1. 根据患儿年龄及体重选择合适的 CBP 血管通路、体外循环管路及适合大小滤器，要求体外循环管路容量不超过全身血容量的 10%，滤器表面积与体表面积相匹配已达到合适的溶质清除率；选择合适 CBP 机器来适应儿童特别是婴幼儿血流量、置换液及透析液流速，以保证 CBP 的有效性及安全性。

2. 对患儿的肝肾功能、凝血功能、血红蛋白水平、心肺状况、血管条件进行评估。

3. ICU 医师或肾脏科医师进行血液净化处方，CBP 专科护士做好 CBP 置换护理及患儿心理护理。

四、治疗时机

（一）急性肾损伤

改善全球肾脏病预后（Kidney Disease Improving Global Outcomes，KDIGO）组织最新临床推荐急性肾损伤诊断标准（表 3-4），提出 AKI 2 期以上开始 CBP 治疗，"早期" CBP 治疗为 KDIGO 2 期或 AKI 起病 24 小时内且不可逆,"晚期"CBP 治疗为 AKI 起病 48 小时以上、KDIGO 3 期或因 AKI 危及生命。对于选择"早期"还是"晚期"开始 CBP 治疗目前并没有达成一致推荐。其他指征包括:非梗阻性少尿(<200ml/12h)或无尿、严重酸中毒(pH<7.10),氮质血症(尿素氮 >30mmol/L),高钾血症([K^+]>6.5mmol/L),尿毒症脑病、心包炎、神经疾病、肌病等终末尿毒症器官受累,无法控制的高热(T>39.5℃),进展性无法控制的钠失衡,利尿无效的明显脏器水肿,药物过量,凝血功能紊乱需要快速大剂量血制品治疗者。

表 3-4　KDIGO AKI 诊断标准

	Cr/GFR 标准	尿量标准
1 期	SCr 基础值 1.5 倍增高 SCr 增加 ≥ 0.3mg/dl	<0.5ml/(kg·h)持续 6h
2 期	SCr 基础值 2 倍增高	<0.5ml/(kg·h)持续 12h
3 期	SCr 基础值 3 倍增高或 Cr>4mg/dl(急性增高 ≥ 0.5mg/dl) 或 无尿 12h 接受 RRT 或 eGFR<35ml/(min·1.73m^2)	<0.3ml/(kg·h)持续 24h

(二) 液体过负荷

液体过负荷(fluid overload,FO) 是指液体过负荷(%)=(液体入量 – 液体出量)/(入住 PICU 时体重)× 100%。儿童 CBP 多着重将液体过负荷作为 CBP 启动的一个指征。儿童从入 ICU 到 CBP 开始的液体过负荷程度与死亡率之间存在一致的相关性。推荐在儿童 FO>10% 时考虑开展 CBP 治疗,FO>20% 则非常适合考虑进行 CBP。

(三) 全身炎症反应综合征、脓毒症、急性呼吸窘迫综合征和多脏器功能不全

全身炎症反应综合征临床常见于严重脓毒症、急性呼吸窘迫综合征、严重复合伤、长时间心肺复苏(缺血缺氧)自主循环恢复后以及多器官功能障碍后,此时适合 CBP 治疗。CBP 治疗儿童严重脓毒症可参阅 2012 年由中国医师协会儿童重症医师分会、中华医学会儿科学分会急救学组、中华医学会急诊医学分会儿科组联合制定的《连续血液净化治疗儿童严重脓毒症的专家共识》,指导临床应用。CBP 应用时间一般为 3 天,但需进一步研究。

脓毒症治疗主要指征:

1. 合并 AKI 时。

2. 液体超负荷(FO)>10%,血流动力学不稳定脓毒症患儿,可应用 CBPT 管理液体平衡。

3. 脓毒症合并一个或一个以上器官功能不全,如脓毒症休克、ARDS 等。

儿童 ARDS 采用 CBP 治疗的报道较少,尚未有明确的推荐指征。

(四) 中毒

血液净化可清除某些致病物或毒物达到治疗目的,常用模式有血液透析(CVVHD)、血液滤过(CVVHF)、血液灌流(HP)、血浆置换(TPE);国内以血液灌流最常用,有条件、有适应证时应尽早进行,参考《急性中毒诊断与治疗中国专家共识》。

(五) 肝功能衰竭

肝功能衰竭时,有毒代谢物在分子大小、水溶性和蛋白结合等理化特性方面各不相同。CVVHDF,在去除小的水溶性

毒素如血氨和尿素方面非常有效。但它们不能消除大的和 / 或蛋白结合分子,需结合可去除胆红素、胆汁酸、芳香氨基酸和中链脂肪酸等亲脂物质的解毒系统如血浆置换、血浆分离与吸附等模式(表 3-5)。

表 3-5 肝功能衰竭 CBP 模式选择

肝功能衰竭症状	模式选择
肝性脑病	血浆置换 / 血液灌流 + 血液透析 / 血液滤过
高胆红素血症	血浆置换或胆红素吸附
肝肾综合征	血浆置换 / 白蛋白透析 + 血液透析 / 血液滤过
肝衰竭(药物 / 毒物)	血浆置换 + 血液灌流 + 血液滤过
肝衰竭合并感染	血浆置换 + 血液滤过或 DPMAS
电解质紊乱	血液透析

注:"/"表示"或者","+"表示"联合应用"

(六) 代谢性疾病

先天性代谢病(inborn error of metabolism,IEM)因在儿童有特发性、高发病率以及大量异常代谢产物的特点,CBP 也应用于 IEM 的治疗,尤其合并代谢危象时。常见的 IEM 如枫糖尿症、甲基丙二酸血症、尿素循环障碍、丙酸血症、异戊酸血症、氨基甲酰磷酸合成酶缺陷等可引起急性代谢性脑病、高氨血症及重症酸中毒。

(七) 其他疾病

1. 重症急性胰腺炎(severe acute pancreatitis,SAP) 急性重症胰腺炎发生后可诱导机体产生各种炎症介质的浓度与并发症的发生密切相关,早期即可出现多脏器功能衰竭。

2. 对于挤压综合征、肿瘤溶解综合征、严重复合伤以及烧伤可出现严重的全身炎症反应综合征,可伴发挤压综合征和急性肾衰竭、筋膜间隔室综合征等。CBP作为良好的治疗手段已经被广泛应用。

3. 噬血细胞综合征(hemophagocytic histiocytosis,HLH) CBP可用于严重HLH(或MAS)的治疗。重症手足口病是一种棘手的疾病,采用CBP早期干预可减少炎症介质,中断疾病进展。

五、血管通路

参见第三章第一节。

六、血液净化滤器或血液透析器的选择

儿童CBP必须考虑血容量、体外循环量(滤器和管路容量)、血液流速等。2010年后国内PICU开始将其作为标准化设备进行配置,适用于婴幼儿的耗材开始出现。目前可以提供给儿童尤其是婴幼儿使用的设备见表3-6。

随着血液净化适应证的扩大,CBP也由单纯的肾脏替代逐渐向儿童危重症其他疾病扩展,如严重脓毒症、多脏器功能障碍等炎症反应性疾病,这就要求滤过的溶质分子量不断增大,血液净化滤器也应进行相应的改良及发展:①应用滤器合成膜孔径变大发展而来的高截点滤器(HCO),相较于标准高通量滤器(high-flux),高截点滤器(HCO)孔径增大1倍达到8~12nm,其截点(cut-off)为标准滤器的5倍,通常为20~60kDa;②通过对AN69(聚丙烯腈)膜表面处理及结构改变而衍生出新型炎症介质吸附滤器,如表面经聚乙烯亚胺处理过的聚丙烯腈膜及甲基丙烯磺酸钠-丙烯腈共聚物+聚乙烯亚胺;③通过对滤器材料特殊涂层达到清除内毒素及炎症

表 3-6 目前市售 CBP 滤器型号、材质及体外容量一览表

出厂商	名称	产品型号	膜材料	膜面积/m²	预冲体积/ml	适用范围
百特	CRRT 血滤器及套包	PrismaflexM/ST60	AN69	0.6	93	>11kg
	(截点 30kDa)	Prismaflex M/ST100	AN69	1.0	152	>30kg
	TPE 滤器及套包	TPE1000Set	聚丙烯	0.15	71	>9kg
	(截点 3 000kDa)	TPE2000 Set	聚丙烯	0.35	125	>30kg
费森	CRRT 血滤器	AVPed (套包)	聚砜膜	0.2	18+54	>2kg~新生儿
	(截点 30kDa)	AV400s	聚砜膜	0.7	52+54	>10kg
旭化成	CRRT 血滤器	AV 600s	聚砜膜	1.4	100+143	>30kg
		AEF-03	聚砜膜	0.3	26+44	5~10kg
	(截点 17~20kDa)	AEF-07	聚砜膜	0.7	52+44	>10kg
		AEF-10	聚砜膜	1.0	74+44	>30kg

注：给出表内的所有 CBP 滤器商品名称信息，是为了方便本书的使用者参考，并不表示对该产品的认可。如果其他等效产品具有相同的效果，则可使用这些等效产品

介质目的,如聚甲基丙烯酸甲酯膜材料及固定多黏菌素 B 纤维灌流器应用分别对 HMGB-1 及 LPS 的清除;④针对细胞因子及内毒素吸附的新型材料吸附滤器,如应用聚丙乙烯二乙烯共聚物微粒的灌流器对白介素等炎症介质进行吸附清除,但不能清除脂多糖(内毒素)。根据治疗方式选择血滤器或透析器,通常采用高生物相容性透析器或滤器。一般体外容量(管路加滤器总容量)不大于 10% 体液总量,儿童由于血液容量小,其滤器与管道的选择受到限制。但采用血浆、全血等胶体预充体外循环管路,或采用转流,同时进行静脉输注胶体等方式,使小婴儿使用较大体外容量管路成为可能。

七、抗凝

抗凝的治疗目标是保证滤器性能的最佳化,既能满足 CBP 的治疗顺利进行,又能确保患儿的安全。目前尚没有一种理想的抗凝方法可以完全实现上述目标。肝素是目前应用最为广泛的抗凝剂,局部枸橼酸抗凝是凝血功能异常患儿可选择的一种较为安全、可靠的抗凝方法,而低分子量肝素使用的临床经验有限。其他抗凝药物有阿加曲班、比伐卢定等。

(一) 治疗前患儿凝血状态评估和抗凝药物的选择

行 CBP 前应进行机体凝血状态的评估,对于抗凝药物剂量和种类的选择、抗凝剂维持、抗凝后并发症预防等都具有重要意义。

(二) 抗凝方案

1. **普通肝素**(unfractionated heparin,UFH) 抗凝的优点是价格便宜,抗凝效果易于监测管理,抗凝作用可被鱼精蛋白逆转。UFH 缺点包括易发生出血倾向及肝素介导的血小板减少症(heparin-induced thrombocytopenia,HIT)。应用 UFH 进行全身抗凝的方法是静脉注射给药,首剂负荷剂量为 30U/kg 推注,而后以 5~10U/(kg·h)在血滤器前动脉端持续泵注,目标是保持活化部分凝血活酶时间(APTT)/活化凝血时间(ACT)在正常年龄范围的 1.5~2.0 倍,根据 APTT/ACT 目标调整肝素维持用量。治疗结束前 30~60 分钟停止追加。对于没有凝血功能异常的患儿,可在负荷剂量后转流前测定 APTT/ACT,观察是否达到 1.5~2 倍延长的目标值。如未达到,可按照每剂 10U/kg 加量至满足 ACT 要求。对于存在凝血功能异常的患儿,需根据 ACT 或 APTT 监测进行调整决定肝素用量。抗凝药物的维持剂量应依据患儿的凝血状态个体化调整。治疗时间较长时,给予的追加剂量应逐渐减少。

2. **低分子量肝素** 首剂量为 60~80U/kg,推荐在治疗前 20~30 分钟静脉注射;追加剂量为 30~40U/kg,每 4~6 小时静脉注射。治疗时间较长时,给予的追加剂量应逐渐减少。有条件的单位应监测血浆抗凝血因子 Xa 活性,并根据测定结果调整剂量。

3. **体外局部枸橼酸抗凝**(regional citrate anticoagulation,RCA) RCA 是近年来国际上推荐的 CBP 首选抗凝方法之一。尤其适用于肝素抵抗、HIT 和高出血风险的危重患儿,RCA 通过与管路血液中的钙离子(calcium ion,iCa^{2+})螯合,使管路及滤器内 iCa^{2+} 降低至一定水平(0.2~0.4mmol/L),实现区域性抗凝的目的。同时应在静脉端输注钙制剂保证体内 iCa^{2+} 在正常范围(1.0~1.2mmol/L)。RCA 的优势有避免全身抗凝、体外循环管路寿命长等。RCA 的并发症是低钙血症、枸橼酸蓄积、高钠血症和代谢性碱中毒。

4. **无肝素化抗凝** 在无枸橼酸而凝血功能极差时考虑

使用无肝素化抗凝。治疗前给予含肝素 50~100mg/L 的生理盐水预冲、保留灌注 15~20 分钟后,再给予生理盐水冲洗管路;血液净化治疗过程中每 30~60 分钟,给予 100~200ml 生理盐水冲洗管路和滤器。

八、置换液

1. **电解质**　原则上应接近人体细胞外液成分,根据需要调节钠、钾和碱基浓度(表 3-7)。碱基常用碳酸氢盐或乳酸盐,但 MODS 及脓毒症伴乳酸酸中毒、肝功能障碍、缺氧者不宜用乳酸盐。目前临床上常用的为改良 Port 方案(碳酸氢盐配方):5% 葡萄糖溶液 125ml,生理盐水 2 000ml,5% 碳酸氢钠溶液 167ml,5% 氯化钙溶液 12ml,25% 硫酸镁溶液 2ml,10% 氯化钾溶液 2~3ml/L(酌情增加)。其离子浓度:钠 147mmol/L,钾 0~1mmol/L,钙 0.7mmol/L,氯 105mmol/L,碳酸氢盐 36mmol/L,葡萄糖 11.2mmol/L。该方案含糖量偏高,临床可以根据患儿实际血糖水平调整。透析液可采用商品化的透析液。

表 3-7　碳酸氢盐置换液成分及浓度

溶质	浓度范围
钠	135~145mmol/L
钾	0~4mmol/L(根据血钾决定)
氯	85~120mmol/L
碳酸氢盐	30~40mmol/L
钙	1.25~1.75mmol/L
镁	0.25~0.75mmol/L(可加 $MgSO_4$)
糖	100~200mg/dl(5.5~11.1mmol/L)

2. **置换液中钾浓度** 应根据血钾水平调整,低钾时可采用 4mmol/L,正常钾时可采用 2mmol/L,尽量不用无钾置换液,氯化钾也可加入透析液中。不建议使用高糖置换液。回流至机体的血液应该加温至 37.5℃。管路应该密闭,防止污染。

九、治疗方式和处方

(一)治疗模式选择

临床上应根据病情严重程度以及不同病因采取相应的 CBP 模式及设定参数。严重全身反应综合征如脓毒症的患者可选择 CVVH、HVHF、CVVHDF、CHFD 或 CPFA,伴有高分解代谢的急性肾损伤的患者可采用 CHFD、CVVHDF 等。肝功能衰竭时一般采用杂合模式如 CPFA、FPSA 或 DPMAS 等。

(二)前稀释与后稀释模式

对于 CVVH 和 CVVHDF 两种模式,既可以采用前稀释法(置换液从血滤器前的动脉管路输入),也可采用后稀释法(置换液从血滤器后的静脉管路输入)。后稀释法清除效率高,但容易凝血,故抗凝剂需要加量,超滤速度不能超过血浆速度的 25%(滤过分数 <25%)。前稀释法不易凝血、滤器使用时间长,但溶质清除效率低,适用于高凝状态或血细胞比容 >35% 者。常采用 1/3 前稀释、2/3 后稀释的方式。

(三)参数设定

血流量推荐为 $3\sim5ml/(kg\cdot min)$,透析液或置换液标准治疗剂量 $20\sim25ml/(kg\cdot h)$ $[2\,000ml/(1.73m^2\cdot h)]$,脱水量为 $0.5\sim2ml/(kg\cdot h)$。在脓毒症、SIRS、MODS 等以清除炎症介质为主的情况下,有文献推荐置换液速度应至少达到 $35ml/(kg\cdot h)$ 才能获得理想的疗效。

(四)体外容量

一般要求体外容量小于全身血容量的 10%,新生儿 <30ml,婴幼儿 <50ml,儿童 <100ml。如果 >10%,则预冲时应采用胶体或全血作为预充液。

十、操作程序及监测

(一)治疗前准备

1. 建立血管通路,选择合适的血滤器。

2. 准备置换液、透析液、生理盐水、肝素溶液、注射器、消毒液、无菌纱布及棉签等物品;改良 Port 配方置换液需要床旁即时配制,应在无菌条件下进行。

3. 检查并连接电源,打开机器电源开关。

4. 操作者应按要求着装,然后洗手,戴帽子、口罩、手套。

5. 根据机器显示屏提示步骤,逐步安装 CBP 血滤器及管路,安放置换液和透析液袋,连接置换液、透析液、生理盐水预冲液、抗凝用肝素溶液及废液袋,打开各管路夹。除个别床旁血液透析机管路和滤器整合一体直接安装外,其他机型均需分开连接。

6. 进行管路自动预冲及机器自检。如未通过自检,可重复 3、5 步骤 1 次,仍不能通过时应通知技术人员对 CBP 机器进行检修。

7. CBP 机器完成自检后,应关闭动脉夹和静脉夹。

8. 测定 ACT 或 APTT,推注肝素,使 ACT 达到 170~220 秒(前稀释),或 APTT 达 2~2.5 倍。

(二)治疗开始

1. 设置血流量、置换液流速、透析液流速、超滤液流速及肝素输注速度等参数。

2. 打开患儿的留置导管的封帽,消毒导管口,抽出导管内封管溶液并注入生理盐水冲洗管内血液。确认导管通畅后从静脉端给予负荷剂量的肝素。

3. 将管路动脉端与导管动脉、静脉端连接,打开管路动脉夹及静脉夹,按治疗键,CBP 机开始运转。用止血钳固定好管路,防止滑脱。

4. 一般血流量、置换量可先采用低剂量(如新生儿血流量从 10ml/min 开始),生命指征稳定后再逐步调整血流量等参数至目标治疗量,查看机器各监测系统处于监测状态。

5. 整理用物。

(三) 治疗过程中的监护

1. 应由有经验的护理人员专人护理,包括进行患儿各项指标的监测和治疗相关指标的监测(表 3-8)

2. 检查管路是否紧密、牢固连接,管路上各个夹子松开,回路各开口关 / 开到位。

3. 检查机器处于正常状态,即绿灯亮,显示屏开始显示治疗量。

4. 核对患儿治疗参数设定是否正确。准确执行医嘱。

5. 观察患儿状态及管路凝血情况。记录各项生命体征监测参数。每小时记录 1 次治疗参数及治疗量,核实是否与医嘱一致。幼小儿童和心血管指标不稳定的儿童在转流时应密切关注其血压变化,防止血流太快或疾病严重而加重休克。

6. 根据机器提示及时补充肝素溶液,倒空废液袋,更换管路及透析器。

7. 定期检查 ACT 或 APTT。初期一般每小时 1 次,稳定后可延长监测时间。对于脓毒症等全身炎症反应综合征、凝血功能异常的患儿应每小时监测凝血功能,即时调整肝素维持速度。

8. 发生报警时,应迅速根据机器提示进行操作,解除报警。如报警无法解除且血泵停止运转,则应立即停止治疗,手动回血,并迅速请维修人员到场处理。

(四) 治疗结束

1. 治疗结束时,按结束治疗键,停血泵,关闭管路及留置导管动脉夹,分离管路动脉端与留置导管动脉端,将管路动脉端与生理盐水袋连接,开启血泵缓慢回血。

2. 回血完毕后停止血泵,关闭管路及留置导管静脉夹,分离管路静脉端与留置导管静脉端。

3. 消毒留置导管管口。用生理盐水冲洗留置导管管腔。根据管腔容量采用淡肝素封管。包扎固定。

4. 卸下透析器、管路及各液体袋。关闭电源,擦净机器待用。

表 3-8　CBP 常规监护指标

患儿指标	治疗相关指标
生命体征(血压、体温、血氧饱和度)	血流速度、透析速度
心功能	滤过分数
液体出入量	循环管道压力(设置报警)
肌酐清除率	透析管路状态
血容量变化	治疗效率(动态清除率)
电解质和酸碱平衡	超滤量和控制
凝血功能	透析液量和组成
	置换液量和组成
	滤过器使用寿命
	实际治疗时间:从下医嘱的时间开始减去各种间隔时间

十一、药物使用

目前大部分儿童肾衰竭和 CBP 治疗时药物使用的剂量是由成人数据调整而来的,但是,由于儿童与成人体液、蛋白水平等的不同,儿童水溶性药物的分布容积大于成人。且由于器官(尤其肝脏、肾脏等)功能不全、不同 CBP 模式、不同药物的代谢等因素影响,儿童 CRRT 药物调整资料仍然不足,无法提供使用的方案,目前仍然是要参照成人。

十二、并发症及处理

CBP 的并发症包括导管相关性并发症、低血压、出血和电解质异常。营养物质、微量元素等的丢失可能与成人不同。儿童 CBP 期间存在蛋白质、微量元素、矿物质和叶酸的丢失;铜、锌等微量元素丢失量远远低于从肠外补充的量。儿童 CBP 时营养物质的丢失值得关注。凝血功能正常、血流动力学稳定的患儿进行 CBP 时并发症较少。婴幼儿尤其新生儿、严重脓毒症或全身炎症反应综合征患儿,CBP 时容易发生凝血功能恶化(堵膜、出血不止,甚至颅内出血)、血流动力学不稳定(休克加重)。幼小儿童易出现管路不通畅,这与管路扭曲、管径太粗而发生血管内吸壁现象等有关。

(陆国平)

第四章
腹膜透析标准操作规程

第一节　腹膜透析管理标准操作规程

一、腹膜透析专职人员的资质和标准

规范开展腹膜透析工作,需有专职的医师和护士,并有不同的分工。

(一) 医师

医师应包括腹膜透析专职医师和负责腹膜透析置管的医师。

1. 专职医师应持有医师资格证书和医师执业证书,执业范围为儿科专业,具备中级以上专业技术职称,并受过肾脏病专科培训及腹膜透析专项技术培训;掌握常用腹膜透析模式(CAPD、IPD 和 APD)的处方设定,能独立制订和调整腹膜透析方案;掌握腹膜透析常见并发症的诊断和处理;能指导和培训下级医师完成对腹膜透析患儿的随访和透析处方的设定和调整。

2. 负责腹膜透析置管的医师应为熟悉腹膜透析置管技术的外科医师,可施行腹膜透析导管置入和拔除术。经过培训合格的儿科肾脏病专业医师也可以从事此工作。

（二）护士

腹膜透析专职护士应持有护士资格证书和护士执业证书，应经过系统的腹膜透析理论和临床培训 3 个月以上，了解腹膜透析处方的设定和调整，熟悉腹膜透析常见并发症的护理。腹膜透析专职护士还需具有能够对患儿及其看护者进行腹膜透析操作培训的能力。

（三）对医护与患儿的比例的要求

如果腹膜透析室门诊随访患儿在 20~30 例以上时，一般要求配备 1 名腹膜透析专职医师和 1 名专职护士。每增加 50 例患儿需增加专职护士 1 名，每增加 80 例患儿需增加专职医师 1 名。

二、建立规范腹膜透析室（中心）

（一）腹膜透析室（中心）主要用途

腹膜透析室（中心）用于患儿及家长的培训和宣教、腹膜透析治疗和随访。应建立质量管理体系，制定各项规章制度、人员岗位职责、相关诊疗技术规范和操作规程。规章制度至少包括医院感染控制及消毒隔离制度、医院感染监测和报告制度、设备设施及一次性物品的管理制度、患儿登记和医疗文书管理制度、医务人员职业安全管理制度等。

（二）开展腹膜透析治疗的医疗单位的资质

开展腹膜透析治疗的医疗单位必须是经过县级或县级以上卫生行政部门批准的医疗机构，并接受该级卫生行政部门的检查和校验。

（三）腹膜透析室（中心）结构布局的基本要求

腹膜透析室（中心）的结构布局应功能分区明确、符合流程，注意洁污区域分开，达到医院感染控制标准。需要具备接诊区、培训区、操作治疗区、储藏区、污物处理区和医护人员办公区。

1. **医师、护士办公区** 办公区为医护人员处理日常医疗文书,登记和上报各种腹膜透析相关数据,以及讨论医疗问题和业务学习的区域。必须配备电脑和网络设备,并安装腹膜透析管理数据库,能满足向上级腹膜透析登记系统上报数据的要求。

2. **接诊区** 接诊区为接待初次诊疗或定期随访腹膜透析患儿的区域。医师为患儿确定或调整腹膜透析处方,开具药品处方和化验单等。设施要求:血压计、体重秤、资料柜、电话、挂钟等。

3. **培训区** 培训区为对患儿培训和宣教的区域。设施要求:电视或电脑、教具、挂图、腹膜透析相关的宣教手册等。

4. **操作治疗区** 操作治疗区是用于腹膜透析患儿换液、样本采集以及出口护理的区域。操作治疗区应保持安静,光线充足。环境标准应达到《医院消毒卫生标准》(GB15982—1995)中规定的Ⅲ类环境。设施要求:弹簧秤或婴儿秤(称量透析液用)、体重秤、输液架(悬挂腹膜透析液)、治疗车、洗手池、紫外线灯、挂钟、有盖式污物桶、血压计、诊疗床,以及供氧装置、中心负压接口或配备可移动负压抽吸装置、抢救车(内含抢救必备物品及药品)和基本抢救设备(如除颤仪、简易呼吸器等)。

5. **污物处理区** 污物处理区用于处理废弃透析液。医疗废弃物按照《医疗废物管理条例》及有关规定进行分类和处理。设施要求:有盖式污物桶、洗手池,废弃液必须统一排放到医院的污水处理系统。

6. **储藏区** 储藏区是用于存放腹膜透析病历资料、腹膜透析液及消耗品等的区域。应符合《医院消毒卫生标准》(GB15982—1995)中规定的Ⅲ类环境,并保持通风、避光和干燥。

三、腹膜透析室(中心)管理规程

腹膜透析室(中心)管理规程包括病历管理和良好的随访制度。

(一) 病历管理

保证病历资料客观、真实、完整,便于医疗、科研、教学查阅。腹膜透析病历内容应包括腹膜透析病历首页、术前评估、手术记录、腹膜透析导管出口情况、腹膜透析处方执行情况、处方调整、腹膜透析随访(电话)记录、腹膜透析家访记录、实验室辅助检查、用药情况及腹膜平衡试验、透析充分性和残余肾功能记录、主观整体营养状况评估(subjective globle assessment,SGA)、生活质量评估、腹膜炎记录、培训考核记录及腹膜透析操作考核评价记录等内容。除涉及对患儿实施医疗活动的医务人员及医疗服务质量监控人员外,其他任何机构和个人不得擅自查阅患儿的病历。因科研、教学需要查阅病历时,需经腹膜透析室(中心)或相关责任人同意后查阅,阅后应当立即归还。腹膜透析病历因医疗活动或复印等需要带离病区时,应当由腹膜透析室(中心)指定专门人员负责携带和保管。

(二) 随访制度

腹膜透析随访是儿童维持性腹膜透析治疗的重要环节,可以提高患儿对治疗的依从性、生活质量和长期存活率。新来的腹膜透析的患儿应建立随访病历档案。随访方式包括电话随访、家访、门诊随访、住院随访等形式。随访的内容包括了解患儿的一般情况,评估腹膜透析疗效,腹膜透析相关并发症和处理情况,用药和处方调整情况,腹膜透析导管出口情况,透析充分性、残余肾功能检查以及实验室辅助检查,并对腹膜透析医疗咨询给予回答等。随访频率应根据患儿病情和治疗需要而定。新来的腹膜透析的患儿出院后可2周~1个月回院完成首次随访;病情稳定的患儿每1~3个月随访1次(包括电话随访);病情不稳定的患儿应随时住院治疗或对其家访。实行分级管理。

四、医护人员腹膜透析例会制度

(一) 召开时间

腹膜透析室(中心)全体成员应在每月固定时间召开例会,例会每月1次,每次时长1~2小时。会议形式依据各单位实际需要而定,但必须保证全员参与。每次例会应有专人负责会议记录,并写会议纪要。会议纪要下发与会人员,并留档备查。

(二) 讨论内容

每月例会内容除日常行政管理、科室事务总结外,还应包括:①本月新增患儿的原发病及其他存在的情况。②本月死亡患儿的情况、死亡原因;其他掉队患儿的原因。③本月发生的腹膜炎、病原菌及可能的原因、转归。④本月发生的其他并发症,包括漂管、渗漏等。

(三) 人员培训

腹膜透析的相关理论和技术一直在更新,因此应强调对腹膜透析中心医师和护士的培训及其培训频度。除各种形式的专业培训外,腹膜透析室(中心)也可以利用每月例会或其他全体会议对中心人员进行统一、集中的培训。

(四) 持续质量改进

例会中,腹膜透析室(中心)应按实际情况进行持续质量改进(continuous quality improvement,CQI)讨论。每个中心需首先设立某一阶段提高腹膜透析质量的目标,所有参与该工作的人员通过分析明确需要改进和可以改进之处,策划改进路径,实施改进计划,评估改进效果并制订下一步的改进计划,从而不断提高工作质量。持续质量改进的有关会议内容应单独进行会议纪要整理,并留档备查。

(徐 虹 沈 茜)

第二节 腹膜透析

腹膜透析技术在儿科应用较为广泛,包括用于终末期肾病、急性肾损伤和急性中毒的患儿。终末期肾病慢性腹膜透析治疗不需要慢性血液透析所需的长期血管通路,其技术相对简单。腹膜透析能够在家中进行,患儿可以有规律地上学及参加正常的社会活动,此外,腹膜透析较血液透析还能较好地控制血压和电解质,因此对食物和饮水的限制较少。除终末期肾病使用腹膜透析治疗外,腹膜透析在急性肾损伤患儿治疗中,与血液透析和持续肾脏替代治疗等相比,具有对医疗设施要求低、操作相对简单、不需建立血管通路和体外循环、不需抗凝剂、费用较低等特点。腹膜透析方式包括持续性非卧床性腹膜透析(continuous ambulatory peritoneal dialysis,CAPD)和各种模式的自动腹膜透析(automated peritoneal dialysis,APD)(需要有自动腹膜透析机)。

一、腹膜透析在终末期肾病患儿中的应用

(一)透析开始的时机

美国肾脏病基金会在肾脏疾病与透析患者生存质量指导指南(kidney-disease outcome quality initiative,K/DOQI)中推荐当残余肾肌酐清除率 <9ml/(min·1.73m^2),或每周尿素清除

指数（Kt/V）<2.0 时应开始透析。

当患儿出现持续的、难以控制的营养不良、水潴留、高血压、高钾血症、高血磷、酸中毒和生长障碍或尿毒症所致的神经症状时，应及早透析。

（二）禁忌证

1. 绝对禁忌证　脐疝、腹裂、膀胱外翻、膈疝、腹膜腔缺失或腹膜无功能。

2. 相对禁忌证　即将进行或近期进行的大型腹部手术、缺乏适合的看护者。

（三）导管植入

1. 导管选择

（1）目前国内广泛使用的 Tenckhoff 双涤纶套直管，按照年龄大小分为成人腹膜透析管、儿童腹膜透析管和新生儿腹膜透析管。儿童和婴幼儿腹透管应随其年龄、身高、体重而选择。插入腹腔内透析管长度约相当于患儿脐至耻骨联合的距离。

（2）体重≤5kg 的婴儿可选用新生儿腹膜透析管（单涤纶套透析管）。

（3）5kg<体重≤30kg 者可选用儿童腹膜透析管。

（4）体重>30kg 者可考虑使用成人型腹膜透析管。

2. 导管植入手术注意事项

（1）导管在皮肤出口的位置：皮肤外出口应避免腰带位置，外出口的方向应朝下，以减少外出口感染及降低透析管相关的腹膜炎发生的危险。婴幼儿导管皮肤出口的位置应在侧面尿布和尿裤区外。

（2）因儿童腹膜薄、脆、嫩，为降低腹膜透析液外漏应特别注意采用腹膜荷包缝合使深部涤纶套固定于腹膜中，但切勿过分牵拉腹膜造成腹膜撕裂。

(3) 儿童大网膜相对较长,大网膜包裹腹透导管所致的导管阻塞较成人更易发生,部分大网膜切除可降低日后透析管阻塞的发生,尤其婴儿更有必要切除部分大网膜。

3. **手术前准备**　对有便秘的儿童,在手术前应服用缓泻剂;术前沐浴及皮肤清洁,注意脐部及脐周皮肤清洁;术前排空膀胱;在手术前 1 小时静脉预防性给予第一代头孢类抗生素(每次 25mg/kg);检测患儿和看护者鼻腔、咽部是否携带金黄色葡萄球菌。

4. **术后早期护理**　术后应卧床休息 24 小时,第二天可适当活动,避免剧烈活动;保持大便通畅;确保导管固定良好,避免牵拉、移位、脱出;将导管多点固定于腹部,保持通畅;每周用淡肝素封管 1 次(1 000U 普通肝素 +19ml 生理盐水)。

(四) 植管后开始腹膜透析的时机

1. 建议在植管后 2~6 周开始透析。

2. 腹透管处于关闭状态,保持腹透管固定,使用医用纱布或非封闭的敷料覆盖在外出口处。

3. 在最初 2~3 周,每周更换 1 次敷料,避免使用聚维酮碘和过氧化氢;每周用肝素生理盐水通管 1 次。

4. 最初每次灌入量为 $300ml/m^2$,交换 12~24 次。在 7~14天内逐渐将交换容积提高到 $1\ 100ml/m^2$,交换 5~10 次。

5. 如需要立即开始透析,可取仰卧位,用低灌注量($300ml/m^2$ 或 10ml/kg),交换 12~24 次,共 7 天。在 14~21 天内逐渐将交换容积提高到 $1\ 100ml/m^2$,交换 5~10 次。

(五) 透析处方

1. **CAPD 的最初处方**

(1) 在植管后 2~6 周开始 CAPD:

1) PD 溶液:尽可能采用最低浓度(1.5%)的右旋葡萄糖

溶液。

2) 灌入容量:以体表面积(BSA)计算,从每次交换300~500ml/m²开始(婴儿为200ml/m²)。7~14天内,缓慢增加灌入容量,白天增至800~1 000ml/m²,夜间增加至1 000~1 200ml/m²。婴儿的最终交换灌入量不超过50ml/kg。如患儿主诉不适,则不再增加灌入容量。

3) 交换次数:开始时每天交换4~8次。随着灌入量增加,减少交换次数至每天4次,并维持全天交换容量为4 000~5 000ml/m²。根据残余肾功能和尿量,有时每天可交换3~5次。

4) 留腹时间:白天交换3次,每次留腹4~6小时。夜间交换1次,留腹6~9小时。

(2)植管后2周内开始CAPD:

1)第1周:

A. 灌入容量:每次300ml/m²或10ml/kg(婴儿为200ml/m²)。

B. 交换次数:每天12~24次。

C. 在透析液留腹期间,保持仰卧位,避免哭闹、咳嗽或用力。仔细观察外出口有无渗漏。

2)第2~4周:

A. 灌入容量:缓慢增加至白天每次800~1 000ml/m²,夜间每次1 000~1 200ml/m²,婴儿的最终交换灌入量不超过50ml/kg。如患儿主诉不适,则不再增加灌入容量。

B. 交换次数:随着灌入量增加,减少交换次数由每天8~12次降至每天4次,并维持全天交换容量为4 000~5 000ml/m²。

2. CAPD处方的调整

(1)增加溶质清除:

1)在未达到最大量前可增加灌入容量:首先增加2次交

换液的容量,然后再增加全部 4 次交换液容量。每次交换量白天不超过 1 200ml/m^2,夜间不超过 1 400ml/m^2 或 50ml/kg。

2)在白天增加额外的交换。

3)考虑采用持续性循环腹膜透析(CCPD)。

(2)增加超滤作用:

1)使用高浓度葡萄糖溶液:首先将高浓度葡萄糖溶液用于一个最长的透析周期,通常选择在夜间,然后,将高浓度葡萄糖溶液用于其他交换中。尽可能选择最低浓度的高葡萄糖溶液以避免发生代谢性并发症。

2)在最长的透析周期使用艾考糊精(icodextrin)。

3)增加额外的交换(减少留腹时间)次数。

4)如果未达到最大灌入量,可考虑增加灌入容量。

3. APD 的模式

(1)夜间间歇性腹膜透析(nocturnal intermittent peritoneal dialysis,NIPD):指夜间数次快速交换和白天"干腹"状态的腹膜透析模式。NIPD 模式的溶质清除不如持续性循环腹膜透析充分,因为白天无透析液留腹。NIPD 适用于有一定残余肾功能或有力学问题(如渗漏、疝)的患儿。

(2)持续性循环腹膜透析(continuous cyclic peritoneal dialysis,CCPD):指夜间数次快速交换和白天留腹状态的腹膜透析模式。

(3)潮式腹膜透析(tidal peritoneal dialysis,TPD):指每一透析周期仅交换部分透析液(通常为 50%~75%)的 APD 模式。推荐用于高腹膜渗透性的患儿发生超滤问题时或最大溶质清除受限于整夜交换时。

(4)持续性优化腹膜透析(continuous optimization of peritoneal dialysis,COPD):指夜间快速交换、白天长时间留腹,

并在中午一次额外交换或在放学后、夜间透析之前一次交换的 APD 模式。此次额外交换可以用手动 CAPD，也可以使用自动透析机的一种"剪切状态"的功能。COPD 用于最大溶质清除，特别是当患儿出现尿毒症症状时。

4. APD 的初始处方

（1）当有一定残余肾功能时可以用 NIPD 模式开始。

（2）如果已很少或已无残余肾功能，可开始用 CCPD 并以 1/2 灌入容量白天留腹。灌入容量为 900~1 100ml/m^2。

（3）交换次数：每夜交换 5~10 次。

（4）每夜透析时间：8~12 小时。

（5）透析溶液：依据患儿超滤需要，使用 1.5% 和 2.5% 的葡萄糖透析液。

5. APD 透析处方的调整

（1）根据临床、营养状态和透析充分性的评估，当患儿不能达到溶质清除目标值时，应进行透析处方调整。

（2）如果需要增加透析液量，应优化 NIPD 模式，增加灌入容量至最大量 1 400ml/m^2，并将整夜循环时间增加至最长 12 小时。

（3）如果 NIPD 不能达到理想效果，应选择 CCPD 模式。通常加上白天留腹对于增加全天腹膜小分子溶质清除是经济有效的方法，但可能导致净液体重吸收增加，超滤减少，特别是对于处在高转运和高平均转运状态的患儿。

（4）COPD 是在白天额外增加一次交换，是改善溶质清除和超滤的下一步选择。

（六）腹膜透析常规护理

1. 导管的护理

（1）保持导管在自然位置，防止弯折导管，可借助腰带"始终"固定导管,避免导管接触锐器。

(2)钛接头处用无菌纱布加以包扎固定,避免触摸钛接头引起松动。

(3)腹膜透析外接短管每6个月更换1次。如发生腹膜透析相关腹膜炎,待感染控制后更换并记录更换时间。

(4)每天腹透结束后应更换新的碘液微型盖。

2. 出口处护理

(1)出口处每天或隔天换药1次。

(2)严格执行无菌操作,注意手卫生,换药时看护者和患儿须戴口罩。

(3)出口处评估:按照出口处评分每天进行出口处评估,如有结痂不应强行去除,用生理盐水软化;如有分泌物需及时进行出口处分泌物培养。

(4)无感染的患儿在置管术后6周可淋浴,不可坐浴。淋浴时应用造瘘袋保护出口处。淋浴后及时换药,保持皮肤清洁、干燥。

(七)腹膜平衡试验(peritoneal equilibration test,PET)

在儿科腹膜透析研究协会(Pediatric Peritoneal Dialysis Study Consortium,PPDSC)领导下的多中心腹膜溶质转运研究采用1 100ml/m² 作为标准交换量。其结果规定了每种溶质的平衡曲线,并根据4小时 D/P 肌酐值或 D/D0 葡萄糖值将儿童患者分类为高、高平均、低平均或低转运。若使用 D/P 肌酐值以及 D/D0 葡萄糖值判断腹膜转运特性出现不一致,建议以 D/P 肌酐值作为判断标准。

该方法为在 PET 前夜,以含 2.5% 葡萄糖的透析液 40ml/kg 全夜留腹 8~12 小时,而后采用 Twardowski 改良的标准 PET

操作,计算透析液与血浆的肌酐、尿素氮比值以及透析液中葡萄糖与其最初浓度的比值(D/D0),并参考儿科标准曲线值(表4-1),判断患儿的腹膜转运特性。

PET的结果可提示患儿腹膜对小分子溶质的清除和水分转运的能力,预示着患儿对特定处方可能的反应,从而帮助临床医师针对每个患儿的交换量和留腹时间设计出最有效的透析处方。

高转运者采用短时间、多透析周期的CCPD或NIPD可能达到最有效的透析;低平均转运者可能更适合长留腹时间的方案。根据不同的溶质转运类型的特点,推荐其最佳的PD方式(表4-1)。

首次PET应在透析开始1个月后进行,因为透析第1个月内PET的结果不稳定。稳定的CPD患儿可每6个月评估1次。当发生腹膜炎后或出现临床异常状况,应作重新评估。

表4-1 PET评估儿童腹膜转运特性及推荐治疗模式

D/P	D/D0	转运类型	超滤能力	溶质清除	推荐模式
>0.77	<0.22	高	差	充分	APD(NIPD,CCPD)
0.64~0.77	0.22~0.32	高平均	充分	充分	APD/CAPD
0.51~0.63	0.33~0.43	低平均	好	充分	APD(CCPD,COPD)/CAPD
<0.51	>0.43	低	很好	差	COPD或HD

（八）充分性评价

"充分"透析通常被定义为以最小的透析液量透析,低于此剂量则明显增加发病率和死亡率。总的(肾脏 + 透析)1 周 Kt/V 和总的 1 周肌酐清除率(creatinine clearance rate,Ccr)是反映溶质清除和透析转运量的最有价值的指标。然而,对于儿童,充分的透析不能仅限于达到溶质和液体的清除目标,还需包括一系列临床、代谢和社会心理方面的评价,包括:液体平衡状态,营养状态,饮食摄入的能量、蛋白质、盐和微量元素,电解质和酸碱平衡,钙磷代谢平衡,贫血的控制,血压的控制,生长发育,社会心理回归的水平。

1. **计算所需的测量**

(1)患儿身高(cm)和体重(kg)。

(2)血尿素氮和肌酐:CAPD 时,血样标本可以在任何时间抽取;在 NIPD 或 CCPD 时,血样标本应在白天的中位时间抽取。

(3)24 小时透析液:容量、尿素、肌酐。

(4)24 小时尿液:容量、尿素、肌酐(如果每天尿量 <100ml 或肾脏 Kt/V<0.1,残余肾功能可忽略不计;对于每天排尿少于 3 次的患儿,建议收集 48 小时尿液计算残余肾 Kt/V)。

2. **尿素分布容积(V)或总体水(TBW)Kt/V 的计算** 须由尿素分布容积(V)即总体水(TBW)进行标准化。

TBW 计算公式:

男孩:$TBW=0.01(身高 \times 体重)^{0.68}-0.37 \times 体重$

女孩:$TBW=0.14(身高 \times 体重)^{0.64}-0.35 \times 体重$

3. **Kt/V 的计算**

总 Kt/V= 肾脏 Kt/V+ 腹透 Kt/V

肾脏 Kt(L)=(尿尿素氮 / 血尿素氮)× 24 小时尿量

腹透 Kt(L)=(透析液尿素氮/血尿素氮)×24小时透析液排出量

总 Kt/V=(肾脏 Kt+腹透 Kt)×7/V

注:尿量单位为 L;透析液排出量单位为 L;血、尿和透析液尿素氮的单位为 μmol/L 或 mg/dl 均可。

4. 肌酐清除率(Ccr)

总肌酐清除率 = 肾脏肌酐清除率 + 腹透肌酐清除率

肾脏肌酐清除率(L)=(尿肌酐/血肌酐 + 尿尿素氮/血尿素氮)/2×24小时尿量

腹透肌酐清除率(L)=(透析液肌酐/血肌酐)× 24 小时透析液排出量

1 周总肌酐清除率[L/(W·1.73m^2)BSA]=(肾脏肌酐清除率 + 腹透肌酐清除率)×7×1.73/ 实际体表面积

注:尿量单位为 L;透析液排出量单位为 L;血、尿和透析液尿素氮的单位为 μmol/L 或 mg/dl 均可。

5. 评估的时间

在腹膜透析开始后 2~4 周测量,以后每 3 个月测量 1 次。对于确实无残余肾功能或从其他肾替代方式转为腹膜透析的患儿,首次测量应在 2 周完成。常规测量应在患儿临床情况稳定或腹膜炎治愈至少 4 周后进行。

6. 腹膜透析充分性的目标

2006 年 K/DOQI 指南建议儿童患者每周总 Kt/V 至少 >1.8,并建议采用 Kt/V 作为评价儿童透析溶质清除充分性的单一指标。

7. 儿童透析充分性的监测

腹膜透析是终末期肾病儿童长期治疗的手段,充分的透析是改善患儿预后的重要措施,患儿须定期进行临床和生化指标的监测(表 4-2),以保证其获得合理有效的治疗。

表 4-2 儿童 CPD 患者定期临床和生化指标的监测

评价的指标	监测的频度
临床症状评价	每月 1 次
身高	
体重	
头围(婴儿)	
血压	
血尿素氮和肌酐	
血电解质	
血气分析	
血红蛋白 / 血细胞比容	
血清蛋白	
每天尿量和超滤	
血清铁蛋白	每 3 个月 1 次
血清铁	
总铁饱和度	
血清碱性磷酸酶	
甲状旁腺素	
Kt/V 和 Ccr	
神经运动发育评价	每 3 个月 1 次
24 小时动态血压监测	每年 1 次
超声心动图	
腕骨骨龄	

（九）相关并发症及常见问题处理

1. 腹膜炎

（1）诊断：

1）有腹膜炎的症状和体征（腹痛、发热、腹部压痛/反跳痛）。

2）腹透引流液混浊、引流液白细胞计数 >100/μl 且多核细胞 >50%。

3）引流液革兰氏染色或细菌培养证实有细菌存在。

以上 3 项中存在 2 项或以上，则可诊断为腹膜炎。

（2）引流液标本的留取：一旦发现引流液混浊，应及时留取第一袋引流液标本或第二次在腹腔内留置时间 >1~2 小时的引流液标本进行送检，包括细胞计数和分类、革兰氏染色和病原菌培养。

（3）治疗：

1）一旦考虑腹膜透析相关性腹膜炎，在留取标本送检后即应开始经验性抗感染治疗。

2）引流液混浊者，可采用 1.5% 腹透液冲洗腹腔数次以减轻腹痛症状。

3）为避免纤维蛋白凝块的形成，可在腹透液中加入肝素（500U/L）。

4）初始治疗时抗生素的选择：腹膜炎时首选腹腔内给药，通常联合应用第一代头孢菌素（如头孢唑林）和第三代头孢菌素（如头孢他啶），或单独使用头孢吡肟。对既往有耐甲氧西林金黄色葡萄球菌（MRSA）感染者、MRSA 携带者，或中心的 MRSA 感染发生率超过 10% 者，可联合应用糖肽类抗生素（如万古霉素）和头孢他啶，或糖肽类抗生素（如万古霉素）和头孢吡肟。儿童腹膜炎以革兰氏阳性菌感染居多，主要包括凝固酶阴性葡萄球菌或金黄色葡萄球菌腹膜炎,其次为链球菌或肠球菌腹膜炎,革兰氏阴性菌感染中以假单胞菌感染较常见,而真菌性腹膜炎在儿童中较为少见。由于考虑到氨基糖苷类药物的肾毒性和耳毒性,因此不推荐在儿童中使用。

5)抗生素剂量(表 4-3):

A.持续腹腔内给药方案:对接受 APD 治疗的腹膜炎急性期患儿,需将透析模式临时转变为 CCPD 或 CAPD。负荷剂量抗生素和维持剂量抗生素留腹 3~6 小时以达到最好的治疗效果。待症状缓解、引流液转清、引流液白细胞计数 <100/μl,可恢复至原透析模式和方案。

B.间歇性(每天 1 次)腹腔内给药方案:CAPD 夜间腹透液留腹或 APD 日间腹透液留腹(留腹时间 >6 小时)时应给予患儿腹腔内抗生素治疗。

C.腹膜炎时推荐的每次透析液交换量为 1 100ml/m²,若交换量偏小,则应相应增加抗生素的浓度。

D.糖肽类抗生素:间歇性给药(每天 1 次)效果较好,但需监测药物浓度。推荐用药后 2~4 天监测药物浓度,若万古霉素浓度 <15mg/L 或替考拉宁浓度 <8mg/L,需重复给药。

表 4-3　儿童腹膜炎腹腔内抗生素给药剂量

抗生素	持续腹腔内给药		间歇性给药
	负荷剂量	维持剂量	
头孢唑林	500mg/L	125mg/L	20mg/kg,每 24 小时 1 次
头孢他啶	500mg/L	125mg/L	20mg/kg,每 24 小时 1 次
头孢噻肟	500mg/L	250mg/L	30mg/kg,每 24 小时 1 次

续表

抗生素	持续腹腔内给药		间歇性给药
	负荷剂量	维持剂量	
头孢吡肟	500mg/L	125mg/L	15mg/kg,每 24 小时 1 次
氨苄西林	—	125mg/L	—
万古霉素	1 000mg/L	25mg/L	30mg/kg,每 5~7 天 1 次
替考拉宁	400mg/L	20mg/L	15mg/kg,每 5~7 天 1 次
氟康唑	6~12mg/kg,每 1~2 天 1 次(每天最大剂量 400mg,IP,IV 或 PO)		
卡泊芬净	第 1 天 70mg/m² (每天最大剂量 70mg,IV) 后续每天 50mg/m² (每天最大剂量 50mg,IV)		

6) 革兰氏阳性菌腹膜炎的治疗:

A. 停用第三代头孢菌素。

B. 甲氧西林敏感葡萄球菌腹膜炎继续使用第一代头孢菌素。

C. 甲氧西林耐药葡萄球菌腹膜炎使用糖肽类抗生素。

D. 肠球菌或链球菌腹膜炎需换用氨苄西林。

E. 金黄色葡萄球菌腹膜炎治疗疗程 3 周,其他革兰氏阳性菌腹膜炎治疗疗程通常为 2 周。

7) 革兰氏阴性菌腹膜炎的治疗:

A. 停用第一代头孢菌素或糖肽类抗生素,继续使用第三代头孢菌素。

B. 根据药敏试验和患儿病情,考虑是否加用另一抗生素。

C. 假单胞菌腹膜炎治疗疗程 3 周,其他革兰氏阴性菌腹膜炎治疗疗程通常为 2~3 周。

8) 培养阴性腹膜炎的治疗：

A. 培养阴性(72 小时)而治疗有效者,继续原治疗,疗程共 2 周。

B. 治疗无效者:重新检测引流液的细胞计数和分类、革兰氏染色和病原菌培养。

9) 真菌性腹膜炎的治疗：

A. 推荐尽早拔除透析导管以降低死亡率。

B. 拔除透析导管且治疗有效者,治疗疗程 >2 周。

C. 未拔除透析导管而治疗 3 天仍无改善者,需尽快拔除透析导管。

10) 疗效评估：

A. 治疗 72 小时临床改善(包括腹痛缓解、无发热、引流液转清),考虑治疗有效。

B. 用抗生素治疗 5 天后引流液未转清定义为难治性腹膜炎。

11) 透析导管的拔除和重置,见表 4-4。

表 4-4 透析导管的拔除和重置

导管处理方法	指征	重新置管时机
导管拔除绝对指征	难治性细菌性腹膜炎	2~3 周后
	真菌性腹膜炎	>3 周后
	出口处/隧道感染且与腹膜炎的病原微生物相同(以金黄色葡萄球菌和铜绿假单胞菌为主,除外凝固酶阴性葡萄球菌)	2~3 周后

续表

导管处理方法	指征	重新置管时机
同时进行拔管和重置	反复发作或难治性出口处/隧道感染(包括铜绿假单胞菌)	
导管拔除相对指征	腹膜炎复发(前次治疗4周后,相同细菌)	2~3周后
	分枝杆菌腹膜炎	6周后
	因腹腔内病变或脓肿致多种肠道菌腹膜炎;外科性腹膜炎	取决于患儿的临床状况,至少2~3周

2. 出口处和/或隧道感染

(1)诊断:出口处评分≥4分(表4-5)时需考虑出口处感染的可能;隧道感染可表现为皮肤红、肿和压痛,间歇性或持续性脓性、血性或黏性分泌物自动流出或压迫涤纶套后流出。

表4-5　出口处评分系统

	0分	1分	2分
肿胀	无	仅局限于出口处	包括部分或整个隧道
结痂	无	<0.5cm	≥0.5cm
发红	无	<0.5cm	≥0.5cm
压痛	无	轻度	严重
分泌物	无	血清样	脓性

(2)治疗:

1)若出口处持续有分泌物,推荐每天更换敷料1~2次。

2)不推荐使用含酒精的消毒剂和碘伏进行局部消毒(接

触腹透管至其损害),用生理盐水清洗。

3)通常需等待培养结果方开始使用抗生素。

4)出口处感染治疗:通常口服抗生素治疗,疗程至少2周且需待症状完全缓解后7天;金黄色葡萄球菌或假单胞菌感染疗程至少需3周。

5)隧道感染治疗:可口服或腹腔内给药或静脉抗生素,疗程通常需要2~4周且需待症状完全缓解后7天。

6)及时诊断和治疗金黄色葡萄球菌携带者:若患儿或看护者鼻腔携带金黄色葡萄球菌,需予以莫匹罗星涂鼻腔和出口处。

3. 非感染性并发症

(1)透析液渗漏:在新透析患儿,可考虑延缓透析1~3周;对已开始腹膜透析的患儿,可考虑暂时行血液透析或减少透析液交换量以减轻腹压;对反复发生透析液渗漏的患儿需考虑外科修补或透析导管拔除。

(2)透析液引流不畅:针对不同原因需采取不同措施,包括使用含肝素的液体进行冲洗以缓解血凝块和纤维蛋白凝块;改变体位以增加引流量;外科手术以缓解大网膜包裹现象。

(3)疝:一般均需在透析治疗前行外科修补术治疗,术后需避免便秘和提重物等,同时在短期内(>1周)需减少透析液交换量。

(4)腹膜功能衰竭:需停止腹膜透析而接受血液透析治疗。

(十)营养发育管理

1. 一般营养状况的评估及治疗策略

(1)评估指标:

1)每月评估指标:包括仰卧位身长/站立位身高、体重、头围、中点臂围、三头肌皮肤皱褶厚度、体重指数（body mass index，BMI）、皮肤、头发、指甲、牙齿、容量状态如水肿和血压、尿素氮、肌酐、电解质、酸碱状态、血常规、血糖等。

2）每3个月评估指标：白蛋白、前白蛋白、转铁蛋白、胆固醇、尿素氮、肌酐、铁蛋白等。

（2）达标要求：

1）身高、体重增长与百分位线平行，低于目标的处于追赶状态。

2）能量摄入达到 K/DOQI 慢性肾脏病患儿营养临床实践指南推荐标准，相应计算公式见表 4-6 和表 4-7。

表 4-6　能量需求计算公式

年龄	EER
0~3 个月	［89× 体重（kg）−100］+175
4~6 个月	［89× 体重（kg）−100］+56
7~12 个月	［89× 体重（kg）−100］+22
13~35 个月	［89× 体重（kg）−100］+20
3~8 岁	男：88.5−61.9× 年龄（y）+PA×［26.7× 体重（kg）+903× 身高（m）]+20 女：135.3−30.8× 年龄（y）+PA×［10× 体重（kg）+934× 身高（m）]+20
9~18 岁	男：88.5−61.9× 年龄（y）+PA×［26.7× 体重（kg）+903× 身高（m）]+25 女：135.3−30.8× 年龄（y）+PA×［10× 体重（kg）+934× 身高（m）]+25

注：EER，每天所需能量；PA，体力活动水平系数（详见表 4-7）

表 4-7 3~18 岁儿童体力活动水平系数

性别	缺少体育运动	轻体力活动	中体力活动	重体力活动
男	1	1.13	1.26	1.42
女	1	1.16	1.31	1.56

注:缺少体育运动:日常生活活动;轻体力活动:日常生活活动 +30~60min/d 中度体育活动(如散步 5~7km/d);中体力活动:日常生活活动 + 大于 60min/d 中度体育活动;重体力活动:日常生活活动 + 大于 60min/d 中度体育活动 +60min/d 剧烈活动或 120 分钟中度体育活动

3)蛋白质摄入达到 K/DOQI 营养指南推荐标准,不同年龄腹膜透析儿童所需蛋白质摄入量见表 4-8。

表 4-8 腹膜透析患儿蛋白质摄入量

年龄	蛋白质摄入量 / [g·(kg·d)$^{-1}$]
0~6 个月	1.8
7~12 个月	1.5
1~3 岁	1.3
4~13 岁	1.1
14~18 岁	1.0

(3)治疗策略:见图 4-1 和图 4-2。

2. 生长的评估及治疗策略

(1)评估指标:每月仰卧位身长 / 站立位身高,每 3 个月发育评估,每年手部和腕关节的 X 线摄片。

(2)治疗措施:首先需改善一般营养状况,当改善一般营养状况而生长率无提高者,可考虑应用生长激素。

1)生长激素应用前评估:是否身高小于同年龄第 3 百分位和 / 或生长速率减慢;是否存在酸碱 / 电解质紊乱、营养不良、透析不充分、亚临床感染／炎症及肾性骨营养不良。

2）生长激素应用前的检测指标：

A. 身高、体重、血压、心率、发育程度。

B. 实验室指标包括：骨龄和髋关节 X 线摄片、三大常规、肝肾功能、IGF-1、IGF-BP3、FT_3、FT_4、TSH、Ca、P、AKP 等。

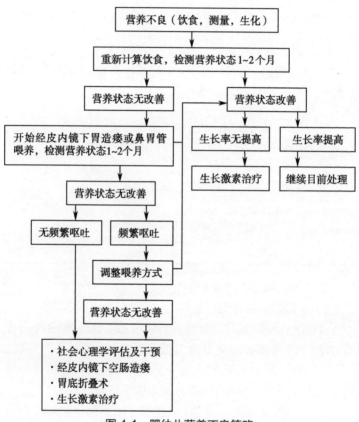

图 4-1　婴幼儿营养不良策略

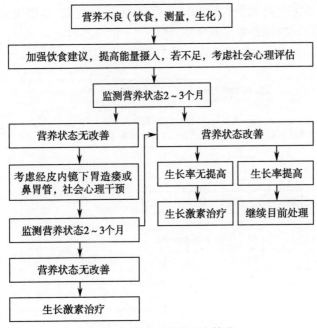

图 4-2 青少年营养不良策略

3)生长激素应用期间的随访项目：

A. 最初 1~2 个月：血压、IGF-1、IGF-BP3、FT_3、FT_4、TSH。

B. 每 3 个月：iPTH 及治疗前的检查项目。

C. 每 12 个月：糖化血红蛋白，眼底检查(除外良性颅内压增高)。

4)生长激素治疗方案：见图 4-3。

二、腹膜透析在急性肾损伤患儿中的应用

在急性肾损伤患儿治疗中，腹膜透析与血液透析和持续肾脏替代治疗等相比，具有对医疗设施要求低、操作相对简

单、不需建立血管通路和体外循环、不需抗凝剂、费用较低等特点,同时可根据患儿年龄、体型大小以及其临床需求制订个体化的治疗模式,在临床上具有较广泛的应用。

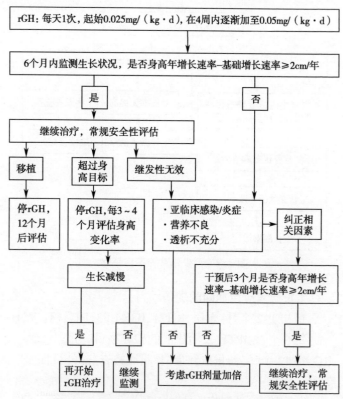

图 4-3   重组人生长激素(recombinant human growth hormone,rGH)应用策略

在儿童急性腹膜透析治疗过程中,推荐使用外科置入带涤纶套 Tenckhoff 导管,透析处方中需重点考虑透析液葡萄糖浓度

和透析液留腹时间以达到目标超滤量和溶质及毒物的清除。起始每次腹透液注入量 $300\sim600ml/m^2(10\sim20ml/kg)$ 以减少透析液渗漏的发生,渐增至每次注入量 $800\sim1\,100ml/m^2(30\sim40ml/kg)$,每一循环设置时间为 $60\sim90min$。开始透析治疗的第 1~3 天,一般需持续每天 24 小时治疗,最初 24 小时内每 12 小时需监测血电解质水平,待稳定后可改为每天监测 1 次。儿童急性腹膜透析的治疗策略详见图 4-4。

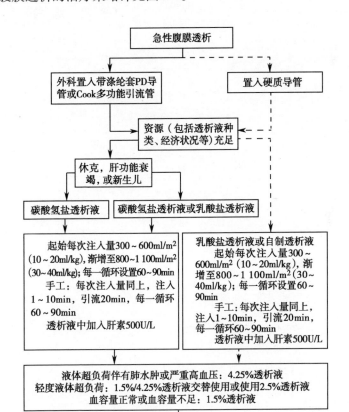

↓

酸中毒、肺水肿和高钾血症纠正后可延长每一循环的设置时间

至少每日监测1次血钾
若血钾 < 4mmol/L，透析液中加入钾4mmol/L

图 4-4 儿童急性 PD 治疗策略

注：→ 最佳治疗；- -→ 最低标准

（徐 虹 沈 茜）

第五章

儿童血液净化常见并发症的诊治

第一节 血液透析患儿血压的管理

一、血液透析患儿高血压的管理

(一) 概述

血液透析高血压包括:①透析中高血压:透析过程中平均动脉压较透析前升高 ≥ 15mmHg;②透析间期高血压:非透析日血压达到儿童高血压的诊断标准(收缩压和 / 或舒张压≥同年龄、同性别和同身高儿童血压的第 95 百分位数)。轻者一般无症状,重者可有心悸、头痛、胸闷和恶心等临床表现。

动态血压监测是诊断血液透析高血压的金标准,适用于 5 岁以上的儿童。最理想的动态血压监测应该覆盖整个透析间期(1 周透析 3 次的患儿应该从周中间开始连续监测 44 小时)。但动态血压监测麻烦且不太适合高血压的日常管理。透析前后的血压与动态血压监测不对应,与临床结局无关。临床不应根据透析前后的血压测定值来诊断血液透析高血压或调整降压治疗。

家庭自测血压较透析前后的血压监测能更好地反映靶

器官损伤和心血管疾病预后。推荐采用家庭自测血压监测血压及诊断血液透析高血压。家庭自测血压连续6个非透析日早晨和夜间平均血压可作为诊断血液透析高血压的依据。血压评价标准可参考中国高血压防治指南(2018年修订版)中中国3~17岁儿童每岁、身高对应的血压标准,见本书附录3。

(二)血液透析患儿高血压的原因

1. 主要原因是残余肾功能的丧失和摄入过多钠盐等引起水钠潴留,导致容量超负荷。

2. 肾素-血管紧张素-醛固酮系统活性增加。

3. 交感神经系统活性亢进。

4. 氧化应激与微炎症状态。

5. 甲状旁腺功能亢进。

6. 睡眠障碍。

7. 药物影响,如红细胞生成刺激剂、环孢素A、他克莫司、糖皮质激素、非甾体抗炎药等。

8. 血液透析对降压药物的清除。

9. 其他,如肾小球疾病等原发病,年龄<6岁。

(三)血液透析患儿高血压的治疗

在消除或控制危险因素的基础上,通过容量控制和降压药物选择进行透析间期的血压管理和控制透析高血压。控制血液透析患儿高血压的流程见图5-1。

1. 评估血液透析患儿高血压的临床类型

(1)对于合并高血压的透析患儿,应连续3个透析日和非透析日的周期评估患儿非透析日以及透析日的透析前、透析中和透析后的血压,绘制血压波动曲线,明确高血压的临床类型。

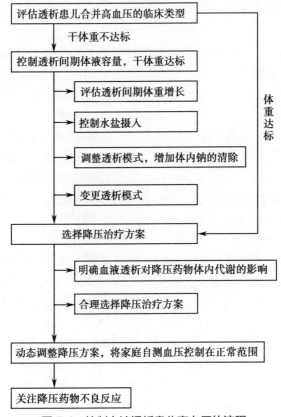

图 5-1　控制血液透析患儿高血压的流程

（2）血液透析相关高血压的病因与临床类型：依据透析前、透析中、透析后及透析间期的血压特征分为 5 型。

1）高 - 下降 - 正常 - 高型：透析前高血压，透析过程中伴随超滤增加血压逐渐降低，透析结束时血压正常，透析间期（非透析日）血压逐渐升高。其主要原因是容量负荷增多。

2) 高 - 下降 / 低 - 低 - 高型:透析前高血压,透析过程中伴随超滤增加血压逐渐降低,并发生低血压,透析间期血压逐渐升高。其主要原因是在容量负荷增多的基础上,透析过程中溶质清除过快导致血浆渗透压降低,引起血管内液体再充盈不足,且合并心功能不全或交感神经反应性不足,引发透析低血压。

3) 高 - 升高 - 高 - 高型:透析前高血压,透析过程中伴随超滤增加血压逐渐升高,透析结束后血压有所降低,透析间期持续高血压。其主要原因是在容量负荷增多的基础上,合并肾素 - 血管紧张素 - 醛固酮系统(renin-angiotensin-aldosterone system,RAAS)或交感神经反应性增强,引发透析过程中血压进一步升高。

4) 正常 - 高 - 正常 - 正常型:透析前血压正常,透析过程中伴随超滤增加血压逐渐升高,透析结束后血压逐渐恢复正常。其主要原因是合并 RAAS 或交感神经反应性增强,引发透析高血压。

5) 低 - 升高 / 正常或高 - 低 - 低型:透析前低血压,透析过程中伴随超滤增加血压逐渐升高至正常或高血压,透析结束后血压逐渐降低至低血压。其主要原因是常合并心功能不全导致透析前和透析间期低血压,透析过程中体液容量负荷的清除改善心脏功能,加之合并 RAAS 或交感神经反应性增强,导致透析过程中血压恢复正常或引发透析高血压。

2. 控制透析间期体液容量,达到最佳干体重。容量管理是防治血液透析患儿高血压的关键。干体重达标是降压治疗的基础。

(1) 干体重达标的标准:①透析过程中无明显的低血压;

②透析前血压得到有效控制;③临床无水肿表现;④胸部 X 线无肺淤血征象;⑤心胸比值正常。有条件的血液透析中心,可以应用在线血容量监测、超声测定下腔静脉直径、生物电阻抗法等方法评估干体重是否达标。

(2)透析间期体液容量的控制:血液透析患儿的体液容量始终处于波动状态。透析间期体重增加过多时,为增加体液增量的清除,就要增加透析超滤率,部分患儿会发生透析低血压而使得透析间期的体液增量不能有效清除,从而导致血压难以得到良好控制,长此以往甚至诱发心力衰竭。因此,透析间期体液容量的控制非常重要。

1)评估透析间期体重增长:透析间期容量的控制目标是透析间期体重增加不超过 5%。

2)限制水钠摄入:每天患儿钠盐摄入的上限(2~3 岁儿童1 500mg、4~8 岁儿童 1 900mg、9~13 岁儿童 2 200mg、14 岁以上儿童 2 300mg)。当患儿透析前血清钠浓度 <135mmol/L 时,应限制水的摄入。

3)调整血液透析处方:①透析时调整透析模式增加体内钠的排出:对于食盐摄入控制难以达标、透析前血清钠浓度较高、透析后口渴明显的患儿,可采用序贯透析,在透析过程中血钠浓度较高时段(透析初始或钠曲线透析中钠水平较高时段)进行超滤,可明显增加透析过程中的体内钠清除,对于血压控制具有较好效果。②个体化的透析液钠浓度有助于维持体内钠平衡,对于透析前血清钠水平正常高限或升高的患儿,可通过测定 3 次透析前血清钠浓度,以 3 次平均值乘以 95% 作为个体化透析液钠浓度的标准,逐渐递减透析液钠浓度。③变更透析模式:对于通过上述方法仍不能有效控制的透析间期体重增长,或者合并心功能不全或 RAAS 及交感神经反应性不足、透析过程中发生低血压不能有效控制干体重的患儿,可采用延长透析时间或增加透析次数,增加透析时间,保持较低的超滤率,和 / 或低温透析、可调钠透析、使用超滤曲线等方式,必要时也可采用缓慢持续超滤治疗,尽可能清除体内多余的水钠,使干体重达标。

3. 选择降压方案

(1)明确血液透析对降压药物的体内代谢影响:在选择降压药时,需要考虑药物代谢途径、是否经透析清除以及清除比例等因素。血液透析对于不同类型降压药物的药代动力学影响不同。因此,了解血液透析对降压药物的清除特征,对于合理选择降压治疗方案十分重要。常用降压药物的血液透析清除率及调整剂量见表 5-1。

表 5-1　血液透析对降压药物的清除作用及治疗后补充

药物名称	体内代谢器官	血液透析清除率	透析后补充
血管紧张素转换酶抑制剂(ACEI)			
贝那普利	肾脏(肝脏)	几乎没有	需要
卡托普利	肾脏	50%	需要
依那普利	肾脏(肝脏)	50%	需要
福辛普利	肾脏(肝脏)	不清除	不需要
赖诺普利	肾脏	50%	需要
喹那普利	肾脏(肝脏)	25%	需要
雷米普利	肾脏(肝脏)	20%	需要

续表

药物名称	体内代谢器官	血液透析清除率	透析后补充
血管紧张素受体拮抗剂（ARB）			
坎地沙坦	肾脏（肝脏）	不清除	不需要
厄贝沙坦	肝脏	不清除	不需要
氯沙坦	肾脏（肝脏）	不清除	不需要
奥美沙坦	肾脏（肝脏）	不清除	不需要
缬沙坦	肾脏（肝脏）	不清除	不需要
钙通道拮抗剂（CCB）			
氨氯地平	肝脏	不清除	不需要
非洛地平	肝脏	不清除	不需要
伊拉地平	肝脏	不清除	不需要
硝苯地平	肝脏	不清除	不需要
α 受体拮抗剂			
特拉唑嗪	肝脏	不清除	不需要
β 受体拮抗剂			
阿替洛尔	肾脏（肝脏）	50%	需要
比索洛尔	肝脏	不清除	不需要
倍他乐克	肾脏（肝脏）	不清除	需要
中枢 α 受体激动剂			
可乐定	肾脏（肝脏）	5%	不需要
利舍平	肝脏	不清除	不需要
血管扩张剂			
二氮嗪	肝脏	不清除	不需要
硝普钠	肝脏（肾脏）	不清除	不需要

(2) 依据血液透析高血压的临床类型和血液透析对药物清除的特点,合理选择降压治疗方案。

1) 高 - 下降 - 正常 - 高型:主要是控制干体重,力争干体重达标,而不是首先应用降压药物。

2) 高 - 下降 / 低 - 低 - 高型:控制干体重;降低血流量和透析液流量以减缓血浆溶质清除和血浆容量降低速度;选择透析可清除血管紧张素转换酶抑制剂(angiotensin converting enzyme inhibitor, ACEI)类药物;合并心力衰竭者给予多巴酚丁胺或洋地黄类强心药物(使用洋地黄类药物时应注意透析过程中的低钾血症发生,必要时可采用钾浓度为 3.0mmol/L 的透析液),急性心功能不全者停用 β 受体拮抗剂,改善心脏功能,参见第五章第二节。

3) 高 - 升高 - 高 - 高型:在控制干体重基础上,给予不易被透析清除的 ACEI 类药物、血管紧张素受体拮抗剂(angiotensin receptor blocker, ARB),疗效欠佳时并用钙通道拮抗剂。

4) 正常 - 高 - 正常 - 正常型:给予不易被透析清除的 ACEI 类药物(贝那普利、福辛普利)、ARB;疗效欠佳时联用钙通道拮抗剂。

5) 低 - 升高 / 正常或高 - 低 - 低型:给予多巴酚丁胺或洋地黄类强心药物,急性心功能不全者停用 β 受体拮抗剂,改善心脏功能;给予不易被透析清除 ACEI 或 ARB 类降压药物;疗效欠佳时联合钙通道拮抗剂。

4. 血压控制达标,动态调整降压治疗方案。

(1) 血压控制的靶目标:需要考虑患儿的年龄、合并症、心功能和神经系统状况。目前血压控制的理想水平仍有争议,建议将维持透析间期家庭自测血压控制在正常范围(收缩压和舒张压均小于同年龄、同性别和同身高儿童血压的第90百分位数),见本书附录3。

(2) 透析患儿在长期透析治疗过程中,合并高血压的临床类型可以发生变化。应定期监测透析前、透析中、透析结束后以及透析间期的血压,绘制血压变化曲线,重新评估、确定合并高血压的临床类型,选择合适的治疗方案。

5. 关注降压药物不良反应　需要特别关注的降压药物不良反应:① ACEI/ARB 类药物应注意高钾血症的发生;②使用钙通道拮抗剂应注意下肢的血管神经性水肿及其对评估干体重的影响;③β受体拮抗剂应注意药物的负性心肌作用及心动过缓、传导阻滞;④长期使用中枢性降压药应注意可能发生抑郁。

二、血液透析中低血压的防治

(一) 概述

目前,血液透析患儿透析中低血压没有统一的定义。一般是指血液透析中患儿收缩压低于同年龄组正常值的第5百分位数并出现需要进行医学干预的临床症状或体征者。儿童低血压的标准:收缩压在 1~10 岁儿童,低于 70mmHg+(2×年龄);10 岁或以上儿童,应低于 90mmHg。

血液透析中低血压可以没有症状,多数出现头晕、视物昏花、黑矇、心慌,严重者出现恶心、呕吐、腹痛、肌肉痉挛、抽搐、呼吸困难、意识丧失,并可能诱发心律失常。

血液透析中低血压患儿出现并发症的发生率和死亡率均明显增加。症状性低血压可能迫使透析治疗提前结束,不能达到目标干体重。严重的血液透析中低血压患儿还可能发生心肌缺血、脑卒中、肠缺血或视神经缺血性萎缩等并发症。频繁发生血液透析中低血压的患儿出现动静脉瘘血栓的风险也增加。

（二）血液透析中低血压的原因

1. 有效血容量不足　超滤过快或过多（超过有效的再充盈）、目标干体重设置过低（引起过量超滤）、透析机超滤故障或透析液钠浓度偏低。

2. 血管收缩功能障碍　透析液温度较高、自主神经功能障碍（如糖尿病神经病变）、透析前服用降压药、透析过程中进食（增加内脏血管充盈）、中重度贫血及采用醋酸盐透析。

3. 心脏因素　心脏舒张功能障碍、心力衰竭和心律失常（如心房颤动）。

4. 其他少见的原因　心脏压塞、心脏瓣膜病、心肌梗死、脓毒症、隐匿性出血、溶血、空气栓塞以及透析器反应。

（三）血液透析中低血压的防治

防治血液透析中低血压应以预防为主。对于反复发生透析中低血压的患儿，应仔细评估，启动分级预防策略。分级方案从简单的干预开始。后续评估和干预取决于患儿对初始措施的反应。血液透析中低血压的预防和治疗方案见表5-2。

表5-2　血液透析中低血压的预防和治疗方案

一级防治方案
1. 选择合适的透析器和儿童专用血液管路
2. 控制超滤量和超滤速度
3. 限制透析间期水钠摄入
4. 改善营养状态

续表

5. 透析中禁食

6. 重新评估干体重

7. 采用碳酸氢盐透析液

8. 透析室温度 <24℃,透析液温度设定为 36.5℃以下

9. 调整降压药物,避免在透析前使用

10. 评估心脏功能,必要时给予强心治疗

二级防治方案:适用于一级方案控制疗效不理想者

1. 尝试个体化血容量监测与反馈模式

2. 降低透析效率,适当降低血流量和透析液流量

3. 逐渐降低透析液温度

4. 改变透析方式,可选择可调钠透析、序贯透析或血液滤过

5. 延长透析时间和 / 或增加透析频率

6. 采用 1.5mmol/L 或更高浓度钙的透析液

三级防治方案:适用于一、二级方案控制疗效不理想者

1. 口服盐酸米多君

2. 补充左旋卡尼丁

3. 改为腹膜透析,适于上述方案均不能有效控制透析中低血压者

透析中低血压发作时的处置方案

1. 调整体位,采取头低脚高仰卧位

2. 停止超滤

3. 降低血流量

4. 快速静脉补液。寻找和治疗导致低血压的原因,迅速辨别导致低血压的致命性原因

5. 上述治疗无效的顽固性透析中低血压,必要时可考虑多巴胺

6. 上述治疗无效,提前终止透析治疗

预防血液透析中低血压的分级方案：

1. 一级方案

（1）限制患儿体外循环的血容量 <8ml/kg，采用小面积透析器和儿童专用血液管路。根据患儿体重选择相应容量和清除率的透析器。透析前用肝素盐水预充透析器和管路。小婴儿、有低血压倾向、重度贫血或有出血倾向的患儿，预充液可改为新鲜全血。

（2）控制超滤量和超滤速度：超滤脱水不超过体重的 5%，血流量 3~5ml/（kg·min）。有条件时，可进行在线血容量监测，避免超滤速度过快。

（3）限制透析间期水盐摄入：透析间期过量饮水的患儿需要大量超滤。这经常是由于盐摄入过多（常隐藏在食物中）。钠盐每天控制在 1.5~2.3g 以内（根据年龄而异），除非有其他情况必须摄入更多的钠盐。控制透析间期体重增长 <5%。寻找隐性液体，如汤的摄入。

（4）评估血液透析过程中钠制剂的应用量，包括生理盐水预冲量、透析治疗期间生理盐水冲洗量和高渗盐水给予量、透析结束时回血时生理盐水使用量以及含钠药物使用量。

（5）改善营养状态：增加热量供给，纠正贫血，纠正低蛋白血症。

（6）血液透析过程中禁食。

（7）评估/调整目标干体重：对于透析中频繁发生低血压者，应重新评估干体重。干体重通常以患儿的血压、水肿程度和超滤的耐受性为临床依据，可以参考在线血容量监测、生物电阻抗、超声测量下腔静脉直径或利钠肽测定等方法，客观评估容量状态。

（8）采用碳酸氢盐透析液，避免醋酸盐透析液。

(9)透析室温度<24℃,透析液温度设定为36.5℃以下。

(10)调整降压药物:不同降压药物的血液透析清除率不同。对于透析前高血压合并透析中低血压的患儿,应选择血液透析可清除的降压药物。必须使用透析不能清除的降压药物时,应在透析前暂停使用,透析后可以根据血压情况追加使用。

(11)评估主要的心脏因素:心力衰竭、心脏扩大或缺血性心脏病将增加透析中低血压的风险,应进行超声心动图评估促进发生透析中低血压的主要心脏因素,特别是评估左心室收缩功能。合并心功能不全者,可给予强心治疗,参见第五章第二节。

(12)治疗导致低血压的原发疾病。

2. 二级方案 当一级方案控制不佳时,应当采取下列措施:

(1)尝试个体化血容量监测与反馈模式,有助于稳定有效循环血容量。

(2)降低透析效率:降低血流量和透析液流量,降低透析过程中溶质的清除速率,避免血液渗透压下降过快,导致血管再充盈不足。

(3)采用低温透析,但需要注意寒战等不良反应。

(4)改变透析方式:如可调钠透析、序贯透析或血液滤过。选择可调钠透析和序贯透析时,应在患儿血钠水平较高时进行超滤治疗,以清除患儿体内钠量,有利于控制透析前高血压。

(5)延长透析时间和/或增加透析频率。

(6)采用1.5mmol/L或更高浓度钙的透析液:高钙透析液可以在一定程度上改善心肌收缩功能。但是,1.75mmol/L钙透析液有增加血管钙化及心血管事件的风险,应该尽量避免长期使用。

3. **三级方案**　当一、二级方案都无效时,可以采取下列措施:

(1)盐酸米多君:通常在透析前 30 分钟口服 2.5mg 盐酸米多君,可以增加外周血管张力,增加静脉回流和心排血量。如果血压不能改善,透析过程中可追加 1 次。主要副作用有竖毛、尿潴留、仰卧位高血压、感觉异常和皮肤瘙痒。活动性心肌缺血是其禁忌证。

(2)补充左旋卡尼丁:血液透析患儿普遍存在左旋肉碱不足。部分透析中低血压患儿可给予左旋卡尼丁 10~20mg/kg,每次透析结束前静脉注射,可稳定透析中血压。应注意该药具有增加脑梗死患儿的继发性癫痫发病率的风险。

(3)腹膜透析:在上述方案均不能有效控制透析中低血压时,可以转换为腹膜透析。

(四) 血液透析中低血压发作时的治疗

1. **调整体位采取**　采取头低足高位,脚高于头 15°~30°。疗效可能有限。有呕吐者,将头侧向一边,以保持呼吸道通畅。

2. **停止超滤**　应该暂时停止超滤,以恢复有效循环血容量。

3. **减慢血流速度**。

4. **液体输注**　如果经过上述处理后,仍没有改善,应快速输注一定量的液体,迅速扩张血容量,但过多的液体不利于达到干体重。

(1)建议快速静脉输注 1.5~3ml/kg 生理盐水或 0.15~0.3ml/kg 3% 氯化钠溶液。在后续透析过程中,进行超滤以清除过多补充的钠。应避免过量输注液体导致急性左心衰竭。

（2）经过上述处理后，如血压好转，则逐步恢复超滤，继续密切监测血压变化。如血压仍不能恢复，可以快速静脉输注2.5ml/kg 20% 甘露醇溶液。在补充 20% 甘露醇溶液仍然无效时，可以输注 0.5g/kg 人血白蛋白。

大多数低血压是由于超滤过多导致，可很快纠正。如果补充液体后血压没有恢复，应立即寻找导致低血压的原因。迅速辨别导致低血压的致命性原因是至关重要的，尤其是辨别隐匿的脓毒症、未被发现的心脏和 / 或心包病变和消化道出血。

5. 对于上述治疗无效的顽固性透析中低血压的患儿，必要时可考虑给予多巴胺。一般剂量为 5~10μg/（kg·min），持续静脉滴注，根据血压监测结果调整滴速，最大量不超过 20μg/（kg·min）。

6. 上述治疗无效，可提前终止透析。

（陶于洪）

第二节 血液净化患儿心脏并发症的管理

一、血液净化患儿常见心律失常的处理

心律失常是儿童血液净化治疗中较为常见的并发症，在血液净化治疗过程中或者治疗的间歇阶段均可出现。严重的心动过缓或心动过速可导致心搏出量的降低，并可能引起晕厥乃至猝死。但大多数心律失常并无生命危险，如单纯房性、室性期前收缩等，可存在健康儿童中。因此，准确判断心律失常是否对儿童生命构成威胁非常重要。需要紧急处理的心律失常包括快速型心律失常和缓慢型心律失常，前者包括室上

性心动过速、快速心房颤动、室性心动过速、心室颤动等,后者包括Ⅱ度Ⅱ型以及Ⅲ度房室传导阻滞、严重窦性心动过缓、频发窦性停搏等。

（一）血液净化治疗中出现心律失常的处理

1. 尽快明确心律失常类型及可能的原因,立即进行心电图检查明确心律失常类型,开始心电和血压监护。

2. 根据心电图检查结果,判断心律失常类型,如果是即刻威胁儿童生命的心律失常,应立即处理。

3. 急查血生化电解质、血气分析,必要时紧急查心肌酶谱、肌钙蛋白等心肌损伤标志物,甚至床边心脏超声等以明确诱因。

4. 消除引起心律失常的常见诱因,紧急处理严重心律失常。

（1）对高钾血症或伴有酸中毒患儿,应避免纠正酸中毒、降钾过快,引发或加重心律失常。

（2）低钾血症或伴有低钙血症患儿,应避免使用低钾、低钙透析液以减少心房颤动或长 Q-T 间期引发室性心律失常和心搏骤停风险。如已出现心律失常,首先通过透析管路或静脉补充氯化钾、氯化钙或葡萄糖酸钙。

（3）对于透前体重增长过多或容量超负荷的心力衰竭患儿,超滤速度不宜过快,可延长透析时间完成设定的超滤目标。

（4）怀疑有肺栓塞时应视患儿情况考虑是否停止治疗,应立即给予呼吸循环支持。

（5）如出现心搏骤停,应立即终止透析,启动心肺复苏。

（二）血液净化治疗间歇期心律失常的处理

1. 需要明确有无心脏基础疾病,如心肌炎、心肌病、高血压性心脏病、心脏瓣膜病等,确定心律失常与血液净化治疗有无密切关系。

2. 查找病因与诱发因素

(1)电解质紊乱是心律失常的常见诱因:如低钾血症、高钾血症、低钙血症、低镁血症等。

(2)药物因素:拟交感胺类药物、洋地黄、奎尼丁、利尿剂、大剂量糖皮质激素、他克莫司、抗菌药物(大环内酯类、喹诺酮类、伊曲康唑、氟康唑等)、西那卡塞、镇静药等均可引起心律失常。

(3)导管因素:颈内静脉导管置入右心房过深,可刺激心脏,引起心律失常。

(4)其他原因:如感染、疲劳、精神紧张、神经内分泌原因等。

3. 药物治疗　对导致血流动力学不稳定的心律失常,应立即处理病因与诱因,尽快给予相应药物治疗。

4. 特殊治疗

(1)电解质紊乱导致的心律失常,应积极纠正电解质紊乱,甚至采取紧急血液透析治疗。

(2)如果考虑是药物导致的心律失常,应停用可疑药物,改用其他药物治疗。

(3)如果是导管因素引起,可以适当调整导管位置。

(4)严重快速的心律失常可能导致血流动力学不稳定,威胁患儿生命,应尽快药物复律或者电复律。对于严重窦性心动过缓、窦性停搏(>3秒)、房室传导阻滞Ⅱ度Ⅱ型以上的患儿可考虑安置临时心脏起搏器;频发室性期前收缩药物治疗无效者可行射频消融;多发短阵室性心动过速、心室颤动在药物治疗基础上可选择安置植入式心脏除颤仪。

(三) 常见心律失常的治疗和药物选择

1. **期前收缩**　期前收缩是最常见的心律失常。根据异位

起搏点部位分为房性、交界性及室性期前收缩,其中以室性期前收缩为多见。治疗包括:

(1)针对病因治疗原发病。

(2)一般认为若期前收缩次数不多,或期前收缩虽频发呈联律性、形态一致,活动后减少或消失,则不需用药治疗。

(3)对在器质性心脏病基础上出现的期前收缩或有自觉症状、心电图上呈多源性者,根据期前收缩的不同类型选用药物,如普罗帕酮、普萘洛尔等 β 受体拮抗剂;房性期前收缩如无效可改用洋地黄类;室性期前收缩必要时可选用利多卡因、美西律和莫雷西嗪等。

2. 阵发性室上性心动过速

(1)兴奋迷走神经终止发作:以压舌板或手指刺激患儿咽部使之产生恶心、呕吐,或嘱患儿深吸气后屏气,如无效时可试压迫颈动脉窦,适用于较大一点儿童,且不可同时按压双侧。

(2)药物治疗:适用于上述方法无效者。

1)洋地黄类药物:适用于病情较重,发作持续 24 小时以上,有心力衰竭表现者。室性心动过速或洋地黄中毒引起的室上性心动过速禁用此药。低钾、心肌炎、阵发性室上性心动过速伴房室传导阻滞或肾功能减退者慎用。

2)β 受体拮抗剂:可试用普萘洛尔静脉注射。重度房室传导阻滞,伴有哮喘症及心力衰竭者禁用。

3)维拉帕米:为选择性钙离子拮抗剂。抑制钙离子进入细胞内,疗效显著。不良反应为血压下降,并能加重房室传导阻滞。儿童静脉注射首剂 0.1~0.2mg/kg,总量不超过 5mg,2~3 分钟缓慢静脉注射,心电图连续监护,必要时 30 分钟后可重复 1 次。口服剂量:2 岁以下每次 20mg,2 岁以上每次 40~120mg,依年龄及反应而异,均为 2~3 次 /d。

4) 普罗帕酮:1mg/(kg·h)稀释后持续静脉滴注 10 分钟,可以重复使用,心律转复正常后以 10~15μg/(kg·min)维持。有明显心功能不全及传导阻滞者禁用。

5) 胺碘酮:用于上述药物转复无效的顽固性室上心动过速。2.5mg/(kg·h)稀释后持续静脉滴注,心律转复正常后减慢速度,然后以 15μg/(kg·min)维持 6 小时,5μg/(kg·min)维持 18 小时。心源性休克、传导阻滞、甲状腺功能异常者禁用。低血压、肝功能不全者慎用。输注时需心电监护。

6) ATP:剂量 0.1mg/kg 快速静脉注射,如心律未恢复正常可以剂量加倍注射。由于有诱发心搏骤停的风险,使用前应作好心脏复苏的准备。

(3) 电学治疗:对个别药物疗效不佳者,除洋地黄中毒外可考虑用直流电同步电击转律。有条件者,可使用经食管心房调搏或经静脉右房内调搏终止室上性心动过速。

(4) 射频消融术:药物治疗无效,发作频繁,逆传型房室折返型可考虑使用此方法。

3. **室性心动过速**　室性心动过速是一种严重的快速心律失常,可发展成心室颤动,致心脏性猝死。同时有心脏病存在者病死率可达 50% 以上,所以必须及时处理。

(1) 利多卡因:剂量 0.5~1.0mg/kg 静脉滴注或缓慢推注。必要时可每隔 10~30 分钟重复,总量不超过 5mg/kg。此药能控制心动过速,但作用时间很短,剂量过大能引起惊厥、传导阻滞等毒性反应。

(2) 同步电复律:伴有血压下降或心力衰竭者首选,功率1~2J/(s·kg),转复后再用利多卡因维持。

4. **心室颤动**

(1) 立即心肺复苏(CPR),包括胸外按压、开放气道、人工呼吸。

(2)尽早电除颤。非同步直流电除颤复律,除颤后立即重新恢复心肺复苏,直至 5 个周期的按压与通气后复查心律,确定是否需要再次除颤。

(3)肾上腺素:电除颤和心肺复苏 2 分钟后心室颤动仍持续时,1mg 加生理盐水 10ml 稀释后静脉注射,可重复使用。

(4)胺碘酮:5mg/kg 稀释后持续静脉注射 10 分钟,并再次以最大电量除颤。如循环未恢复,可再追加一次胺碘酮 2.5mg/kg,静脉注射 10 分钟。心室颤动终止后,通常以胺碘酮 5~15μg/(kg·min)维持静脉点滴,一天内累积剂量一般不超过 10~15mg/kg。

(5)利多卡因:剂量 0.5~1.0mg/kg,静脉注射 3~5 分钟;如无效,5~10 分钟后可重复;继以 0.02~0.05mg/(kg·min)静脉点滴维持,1 小时内最大用量不超过 4.5mg/kg。连续应用 24~48 小时后半衰期延长,应减少维持量。

5. 缓慢性心律失常

(1)高钾血症是导致心动过缓、心脏停搏的重要原因,针对高钾血症可给予利尿剂、碳酸氢钠,输注胰岛素和葡萄糖促进血钾向细胞内转移,口服降钾树脂,以及透析等矫正高钾血症。

(2)药物:阿托品、麻黄素或异丙基肾上腺素舌下含服,重症者应用阿托品皮下或静脉注射,异丙肾上腺素 1mg 溶于 5%~10% 葡萄糖溶液 250ml 中,持续静脉滴注,速度为 0.05~2μg/(kg·min),然后根据心率调整速度。

(3)对于严重窦性心动过缓、窦性停搏(>3 秒)、房室传导阻滞 II 度 II 型以上,反复发生阿-斯综合征,药物治疗无效或伴心力衰竭者的患儿可考虑安置临时心脏起搏器。若观察 4 周左右仍未恢复者,考虑安置永久起搏器。

二、血液净化治疗患儿合并心力衰竭的诊治

心力衰竭是指心脏工作能力(心肌收缩或缩张功能)下降,即心排血量绝对或相对不足,不能满足全身组织代谢的需要以肺循环和/或体循环淤血,器官和组织血液灌注不足为临床表现的一组综合征,主要临床表现为呼吸困难和乏力(活动耐量受限),以及液体潴留(肺淤血和外周水肿)。心力衰竭是多种心血管疾病的严重终末阶段,是急性及慢性肾衰竭患儿的主要死亡原因之一。

(一) 心力衰竭的分类

依据心力衰竭的部位,分为左心衰竭、右心衰竭及全心力衰竭。其中左心衰竭以肺循环淤血为主,右心衰竭以体循环淤血为主,全心力衰竭多见于心脏病晚期,病情危重。

依据心脏收缩功能及舒张功能状态,分为收缩性心力衰竭和舒张性心力衰竭。

依据心力衰竭发生的时间及速度,分为急性心力衰竭和慢性心力衰竭。

(二) 心力衰竭的病因

血液净化治疗患儿发生心力衰竭的原因有:

1. **容量负荷过多** 饮水过多,透析治疗参数设置不当或操作失误,导致透析液大量反超,营养不良、贫血及心脏瓣膜关闭不全等加重容量负荷。

2. **压力负荷过重** 高血压、主动脉瓣狭窄及肺动脉高压等疾病。

3. **心脏受损** 尿毒症蓄积毒素致心脏损伤;各种类型的

心肌炎及扩张性心肌病等。

（三）临床表现

婴幼儿心力衰竭的常见症状为呼吸快速、表浅、频率可达50~100次/min，喂养困难，体重增长缓慢，烦躁多汗，哭声低弱，肺部可闻及湿啰音。水肿首先见于颜面、眼睑等部位，严重时鼻唇三角区呈现青紫。

年长儿心力衰竭的症状与成人相似，主要表现为乏力、活动后气急、食欲降低、腹痛和咳嗽。安静时心率增快，呼吸浅表、增速，颈静脉怒张、肝脏增大、有压痛，肝颈反流试验阳性。病情较重者尚有端坐呼吸、肺底部可听到湿啰音，并出现水肿，尿量明显减少。心脏听诊除原有疾病产生的心脏杂音和异常心音外，常可听到心尖区第一音减低和奔马律。

（四）诊断

1. 临床诊断依据

（1）安静时心率增快，婴儿>180次/min，幼儿>160次/min，不能用发热或缺氧解释者。

（2）呼吸困难，青紫突然加重，安静时呼吸达60次/min以上。

（3）肝大达肋下3cm以上，或在密切观察下短时间内较前增大，而不能以横膈下移等原因解释者。

（4）心音明显低钝，或出现奔马律。

（5）突然烦躁不安，面色苍白或发灰，而不能用原有疾病解释者。

（6）尿少、下肢水肿，以除外营养不良、肾炎、维生素 B_1 缺乏等原因所造成者。

2. 其他检查　上述前四项为临床诊断的主要依据。尚可结合其他几项以及下列 1~2 项检查进行综合分析：

(1)胸部 X 线检查：心影多呈普遍性扩大，搏动减弱，肺纹理增多，肺门或肺门附近阴影增加，肺部淤血。

(2)心电图检查：不能表明有无心力衰竭，但有助于病因诊断及指导洋地黄的应用。

(3)心脏超声检查：可见心室和心房腔扩大，射血分数降低。心脏舒张功能不全时，二维超声心动图对诊断和引起心力衰竭的病因判断有帮助。

(4)血浆 B 型利钠肽（BNP）和 N 末端 B 型利钠肽原（NT-proBNP）：脑钠肽水平升高是心力衰竭的重要标志物，但需注意慢性肾衰竭时肾脏代谢利钠肽作用降低，可导致患儿 BNP 和 NT-proBNP 基础水平升高，需要动态观察其变化。

（五）治疗

1. **休息镇静** 平卧或取半卧位，两腿下垂以减少静脉回心血量，减轻心脏负担。充分休息睡眠，尽力避免患儿烦躁、哭闹，必要时可适当应用静剂。苯巴比妥、吗啡（0.05mg/kg）皮下或肌内注射。

2. **氧疗** 对血氧饱和度 <92% 或 PaO_2<60mmHg，鼻导管或者面罩给氧。仍无改善，需要考虑机械通气治疗。

3. **超滤脱水** 对于血压稳定者，立即给予单纯超滤，以快速减少容量负荷，迅速改善心力衰竭。

4. **洋地黄类药物** 是治疗儿童心力衰竭的重要药物，常用地高辛、毛花苷丙或毒毛旋花子苷 K。洋地黄的剂量和疗效的关系受到多种因素的影响，所以洋地黄的剂量要个体化。

(1)洋地黄化法：如病情较重或不能口服者，可选用毛花苷丙或地高辛静脉注射,首次给洋地黄化总量的 1/2,余量分 2 次,每隔 4~6 小时给予,多数患儿可于 8~12 小时内达到洋地黄化;能口服的患儿开始给予口服地高辛,首次给洋地黄化总量的 1/3 或 1/2,余量分 2 次,每隔 6~8 小时给予。

(2)维持量:洋地黄化后 12 小时可开始给予维持量,维持量的疗程视病情而定。

(3)使用洋地黄的注意事项:用药前应了解患儿在 2~3 周内的洋地黄使用情况,以防药物过量引起中毒。肾衰竭时患儿对洋地黄耐受性较差,剂量宜从小开始,且饱和时间不宜过快,慢性肾衰竭甚至可以按照维持量隔天口服 1 次,根据血药浓度逐步加量。低血钾可促使洋地黄中毒,钙剂对洋地黄有协同作用,故用洋地黄类药物时应避免用钙剂。

正常儿童剂量和用法见表 5-3,透析患儿由于透析患儿地高辛治疗窗窄,需要监测心电图和地高辛血清浓度,以防止产生毒性反应,使用地高辛宜用维持量[0.005mg/(kg·d)],从口服开始。

5. 血管扩张剂　血管扩张剂可以降低血压,减低后负荷,扩张血管容量,降低前负荷,对顽固性心力衰竭有一定疗效。常用药物有硝酸酯类、硝普钠、酚妥拉明等。

(1)硝酸甘油:具有扩张静脉和选择性扩张冠状动脉与大动脉的作用,开始以 0.2μg/(kg·min)速度静脉滴注,根据血压调整剂量。

(2)硝普钠:硝普钠能释放 NO,松弛血管的平滑肌,扩张小动脉、静脉的血管平滑肌,作用强、生效快和持续时间短。硝普钠对急性心力衰竭(尤其是急性左心衰竭、肺水肿)伴周围血管阻力明显增加者效果显著。起始剂量为 0.5~1μg/(kg·min),然后根据血压情况调整。

表 5-3　洋地黄类药物的临床应用

洋地黄制剂	给药法	洋地黄化总量 / (mg·kg⁻¹)	每天平均维持量	效力开始时间	效力最大时间	中毒作用消失时间	效力完全消失时间
地高辛	口服	<2 岁 0.05~0.06 ≥ 2 岁 0.03~0.05 （总量不超过 1.5mg）	1/5 洋地黄化量，分 2 次	2 小时	4~8 小时	1~2 天	4~7 天
毛花苷丙（西地兰）	静脉	<2 岁 0.03~0.04 ≥ 2 岁 0.02~0.03		15~30 分钟	1~2 小时	1 天	2~4 天

(3)酚妥拉明(苄胺唑啉):α 受体拮抗剂,以扩张小动脉为主,兼有扩张静脉的作用。以 5% 葡萄糖溶液稀释后静滴,剂量为 2~6μg/(kg·min)。

6. 其他药物　心力衰竭伴有血压下降时可应用多巴胺 5~10μg/(kg·min)。必要时剂量可适量增加,一般不超过 30μg/(kg·min)。如血压显著下降,以给予肾上腺素 0.1~1.0μg/(kg·min)持续静脉滴注。对洋地黄、血管扩张剂治疗无效可以试用米力农,首剂 25~75μg/kg,缓慢静脉注射,时间 >10 分钟,然后继以 0.375~0.75μg/(kg·min) 静脉输注。

(六) 心力衰竭的预防

1. 低盐饮食,加强营养,改善贫血和营养状态,维持血红蛋白 110~120g/L,维持血钙、血磷和 iPTH 在理想范围,有效纠正患儿的代谢性酸中毒。

2. 控制高血压和透析中的低血压,避免透析过程中的血压过度波动。

3. 加强患儿容量管理,定期评估干体重和容量,透析间期体重增长率 <5% 干体重,应用生物电阻抗、超声测量下腔静脉等方法,客观评估患儿的容量状态,早期发现容量负荷增加。对于容量负荷显著增加的患儿应适当增加透析时间,或采用缓慢透析或夜间透析的方式,避免患儿容量负荷快速波动,理想超滤率 <10~13ml/(kg·h)。

4. 定期评估透析充分性,维持患儿单次透析 spKt/V ≥ 1.2 且 URR ≥ 65%;保障充分透析时间,丧失残余肾功能的患儿,每周血液透析时间 ≥ 12 小时;残余肾功能 >2ml/min 的患儿,每周血液透析时间 ≥ 10 小时。

5. 使用超纯透析液,改善微炎症状态。

6. 加强透析治疗过程中的管理,避免透析液反超的发生。

7. 透析结束回血流速应缓慢,防止患儿血容量的快速上升。

8. 心血管状态不稳定的患儿,建议采用血液滤过或血液透析滤过治疗模式。

9. 积极治疗各种感染,尤其是上呼吸道和肺部感染,消除心力衰竭的诱因。

三、血液净化治疗患儿心源性猝死的防治

心源性猝死是指由于各种心脏原因引起的急性症状发作后 1 小时内发生的非预期死亡事件或在过去 24 小时内,患儿在没有明显的非心源性因素作用下发生的非预计或无目击者的死亡事件。是血液透析患儿死亡的重要原因。

(一) 血液透析相关的心源性猝死主要危险因素

1. 合并透析相关的心血管等并发症　包括左心室肥厚、尿毒症性心肌病、瓣膜病变及钙化以及微炎症状态、营养不良、骨矿物质代谢异常、贫血、酸碱平衡紊乱等。

2. 透析治疗相关的危险因素　包括透析液钾浓度过低(<2.0mmol/L)、钙浓度过低(<1.25mmol/L),透析时血钾波动过快、快速超滤、透析过程低血压、透析间期过长导致患儿容量负荷过重和高钾血症等。

(二) 透析患儿心源性猝死的防治

1. 有效纠正患儿高血压、低血压、微炎症状态、营养状态、骨矿物质代谢异常、贫血、酸碱平衡紊乱、高脂血症等,合并严重心律失常的患儿应给予抗心律失常药物;可以使用 RAAS 抑制剂降低交感神经活性,改善心脏重塑和心肌耗氧,

调整干体重,有效治疗心功能不全。

2. 改善透析治疗

(1)避免应用钾浓度 <2.0mmol/L 或钙浓度 <1.25mmol/L 的透析液,对严重高钾血症患儿,开始透析时应适当控制血流量,防止患儿体内血钾浓度的快速变化。

(2)控制透析间期的液体摄入,对于容量负荷显著增加的患儿避免超滤过快,应适当延长透析时间或增加透析次数,或采用缓慢透析或夜间长时透析的方式,避免患儿容量负荷的快速波动。

(3)采用碳酸盐透析有效纠正患儿的代谢性酸中毒,但也应避免发生代谢性碱中毒。建议控制透析前 CO_2CP 或 HCO_3^- ≥ 20mmol/L,但 <26mmol/L。

(4)使用超纯透析液及生物相容性好的透析耗材,改善微炎症状态。

(5)透析结束回血流速应缓慢,防止患儿血容量的快速上升。

3. 埋入性自动除颤起搏器(automatic implantable cardioverter defibrillator,AICD)是集程序调搏控制室性心动过速和自动除颤功能于一体的终止室性心动过速或心室颤动的装置,可同步转复室性心动过速,不成功时释放电能通过电极导管除颤。AICD 可以显著地降低高危患儿的心源性猝死。

4. 积极治疗潜在的心血管疾病,特别是严重的心律失常和心力衰竭。加强透析间期的患儿管理和家庭护理,对于发生心搏骤停的患儿应给予积极、规范的心肺复苏。

附：心律失常和心力衰竭治疗药物种类、代谢和透析清除情况

种类	Q-T间期	药物	适应证	药物代谢	透析清除
Ⅰa类	延长	普鲁卡因胺	降发性心动过速、频发早搏、心房颤动和心房扑动	50%原型及2/3代谢产物从肾脏排泄	能，透析患者避免使用
Ⅰb类	缩短	利多卡因	各种原因所致的快速型室性心律失常	10%以原型从肾脏排出	不能，透析患者可以使用常规剂量
		美西律	慢性室性心律失常，如室性早搏、室性心动过速	约10%以原型从肾脏排出	不能，透析患者可以使用常规剂量
Ⅰc类	不变	普罗帕酮	伴或不伴有预激综合征的室上性、室性心动过速	主要经肝脏代谢，原药儿乎不经肾排出，但90%氧化代谢产物经肠道及肾脏清除	不能
Ⅱ类	不变	美托洛尔	窦性及室上性心动过速	在肝内代谢，经肾脏排泄，尿内以代谢产物为主，仅少量以原型药物(3%~10%)为原型药物	不能，透析患者可以使用常规剂量

续表

种类	Q-T间期	药物	适应证	药物代谢	透析清除
		普萘洛尔	房性及室性早搏(效果较好)、室上性心动过速、心房颤动等,但心动过速慎用	主要在肝脏代谢,肾脏排泄大部分代谢产物及小部分(<1%)原型药物	不能,透析患者可以使用常规剂量
		阿替洛尔	室上性心律失常、室性心律失常、洋地黄及儿茶酚胺引起的快速心律失常	40%~50%以原型从肾脏排泄	能,透析患者需减量
Ⅲ类	显著延长	索他洛尔	室性心律失常、室上性心律失常、各种危及生命的心律失常,以及心房颤动、心房扑动转律后正常窦性节律的维持	75%以原型从肾脏排泄	能,透析患者避免使用

续表

种类	Q-T间期	药物	适应证	药物代谢	透析清除
		胺碘酮	室性和室上性心动过速、期前收缩、心房颤动、心房扑动及房性心动过速。也可用于伴有充血性心力衰竭和急性心肌梗死的心律失常患者。对β受体阻断剂无效的顽固性阵发性心动过速也能奏效	主要在肝脏代谢，尿中未能见到原型药物	不能，透析患者可以使用常规剂量
IV类	不变	维拉帕米	口服用于控制心房扑动和心房颤动的心室率，以及预防阵发性室上性心动过速。静脉注射用于治疗快速室上性心律失常，或在心房扑动或心房颤动时减慢心室率	主要在肝脏代谢，但透析病人对维拉帕米的心肌抑制和房室传导阻滞作用较为敏感	不能，透析患者可以使用常规剂量

续表

种类	Q-T间期	药物	适应证	药物代谢	透析清除
其他	缩短较明显	地高辛	快速心室率的心房颤动、心房扑动及室上性心动过速	50%~70%以原型从肾脏排泄,透析患者负荷剂量应减少50%,维持剂量也减少50%,最低可至6.25μg/kg,并隔日1次口服,根据血药浓度调整(1~2ng/ml,婴儿可2~4ng/ml)	不能,需要根据血药浓度调整
	缩短较明显	阿托品	窦性心动过缓、窦性停搏、Ⅱ度Ⅰ型房室传导阻滞	50%经肝脏代谢,其余以原型经肾脏排出	能,透析患者需减量
	缩短较明显	异丙肾上腺素	用于阿托品无效或不适应的症状性心动过缓	主要在肝脏代谢,静脉注射后约40%~50%以原型通过肾脏排出,舌下含服则都以代谢产物的形式从肾脏排泄	能,透析患者需减量

(周建华)

第三节　血液透析患儿的贫血治疗

贫血是终末期慢性肾脏病(chronic kidney disease,CKD)患儿的常见并发症。血液透析患儿合并贫血的病因多样,包括:①促红细胞生成素(erythropoietin,EPO)缺乏;②铁缺乏;③微炎症状态;④尿毒症毒素;⑤继发性甲状旁腺功能亢进;⑥透析不充分;⑦血液透析失血;⑧合并其他疾病引起的贫血。贫血不仅影响体内组织氧的供应及利用,亦是其他相关并发症的发生基础。

一、血液透析患儿贫血诊断、监测与治疗靶目标

(一) 贫血诊断

1. 患儿血红蛋白(Hb)水平低于经年龄和性别校正后正常值的第 5 个百分位时,可诊断为贫血,即 0.5~5 岁儿童 Hb<110g/L,5~12 岁儿童 Hb<115g/L,12~15 岁儿童 Hb<120g/L 可诊断为贫血。

2. 明确贫血原因

(1)是否存在 EPO 缺乏。

(2)是否存在铁缺乏。

(3)是否存在微炎症状态。

(4)是否存在继发性甲状旁腺功能亢进。

(5)评估血液透析充分性。

(6)是否存在失血。

(7)除外其他疾病引起的贫血。

(二) 贫血的监测

1. 监测项目

(1)血液常规,包括血红蛋白(Hb)、血细胞比容、红细胞计数、

白细胞计数和分类、血小板计数等。

（2）网织红细胞计数。

（3）铁状态指标：①血清铁蛋白（serum ferritin，SF）浓度；②血清转铁蛋白饱和度（serum transferrin saturation，TSAT）；③低色素红细胞百分比、网织红细胞血红蛋白含量。

（4）血清超敏 C 反应蛋白。

（5）维生素 B$_{12}$、叶酸、骨髓穿刺。

2. 监测频率

（1）血常规：

1）血液透析未合并贫血者，至少每 3 个月检测 1 次。

2）血液透析合并贫血者，至少每月检测 1 次。

3）红细胞生成刺激剂（erythropoiesis stimulating agents，ESAs）诱导和维持治疗阶段，至少每月检测 1 次。

4）血液透析治疗过程中，如果出现贫血症状和体征，应及时检测。

（2）网织红细胞计数：

1）合并贫血的患儿，必要时检测网织红细胞计数。

2）接受 ESAs 和 / 或铁剂治疗的患儿，应与血液常规同时检测。

（3）铁代谢指标：

1）ESAs 和 / 或铁剂治疗前。

2）ESAs 诱导治疗阶段和维持治疗阶段贫血加重时，每月检测 1 次。

3）ESAs 稳定治疗期间或 Hb 较为稳定的患儿，每 3 个月检测 1 次。

（三）血液透析患儿贫血的治疗靶目标

1. 血红蛋白　建议 Hb ≥ 110g/L，尽量避免超过 130g/L。

依据患儿年龄、透析方式、生理需求及并发症情况进行药物剂量的个体化调整。

2. **铁状态**　血清铁蛋白 >200μg/L 且 TSAT>30%。

二、血液透析患儿贫血的治疗

(一) ESAs 的应用

1. **ESAs 治疗方案**

(1) ESAs 治疗时机：血液透析患儿血红蛋白应在 100g/L 时开始 ESAs 治疗。

(2) ESAs 初始剂量：根据血红蛋白浓度、体重和临床情况决定 ESAs 初始治疗的剂量。ESAs 制剂主要为促红细胞生成素 (erythropoietin, EPO)。通常情况下，ESAs 初始剂量应为 50~100U/kg，每周 2~3 次；皮下或静脉注射。

(3) ESAs 剂量调整：根据血红蛋白水平和血红蛋白变化速度及血红蛋白监测频率调整 ESAs 剂量：

1) 初始治疗时血红蛋白增长速度应控制在每月 10~20g/L，避免每月增长超过 20g/L；若每月血红蛋白增长速度 <10g/L，应将 ESAs 的剂量每次增加 20U/kg，每周 2~3 次；若每月血红蛋白增长速度 >20g/L，应减少 ESAs 剂量的 25%~50%。

2) 当血红蛋白升高且接近 120~130g/L 时，应减少 ESAs 剂量的 25%~50%。每月监测血红蛋白。当血红蛋白超过 130g/L 时，应暂停 ESAs 治疗。

3) 用药途径：接受血液滤过或血液透析治疗的患儿，应静脉或皮下注射给药。

2. **ESAs 低反应性的病因**　铁缺乏、感染和微炎症是 ESAs 低反应性的常见原因，其他原因包括透析不充分、严重继发性甲状旁腺功能亢进、慢性失血、溶血、维生素 B_{12} 和叶酸缺乏、骨髓增生不良综合征、血红蛋白病、铝中毒、甲状腺功能减退、使用 ACEI/ARB、红细胞生成素抗体介导的纯红细胞再生障碍性贫血等。针对 ESAs 低反应性的病因进行治疗。

3. 红细胞生成素抗体介导的纯红细胞再生障碍性贫血（pure red cell aplasia,PRCA）

（1）PRCA 的诊断：当 ESAs 治疗超过 8 周并出现下述情况时,则应怀疑 PRCA,但确诊必须存在红细胞生成素抗体阳性,且骨髓象提示红系增生低下。

1）血红蛋白以每周 5~10g/L 的速度快速下降,或需要以 1~2 周的速度输红细胞以维持血红蛋白水平。

2）血小板和白细胞计数正常,且网织红细胞减少。

（2）PRCA 的治疗：

1）疑似或确诊 PRCA 的患儿应停止 ESAs 治疗。

2）可尝试免疫抑制剂治疗。

4. 使用 ESAs 的注意事项

（1）在 ESAs 治疗前应纠正引起贫血的可逆因素,如铁缺乏、感染、微炎症状态等。

（2）应权衡 ESAs 治疗的利弊（ESAs 治疗减少输血,纠正贫血症状,但有增加血栓,使血管通路失去功能、高血压等风险）。

（3）既往患有恶性肿瘤的患儿,应用 ESAs 治疗时需谨慎。

（4）注意 ESAs 的不良反应：高血压、头痛、皮肤瘙痒及皮疹、恶心、呕吐、发热、血液透析血管通路血栓及血栓性疾病等。

（二）铁剂的应用

1. 铁剂的种类与给药途径

（1）铁剂种类：常用铁剂包括蔗糖铁、葡糖醛酸铁、右旋糖酐铁等,蔗糖铁最为安全,其次是葡糖醛酸、右旋糖酐铁。

(2)给药途径:血液透析患儿优先选择静脉铁剂;铁状态评估结果显示缺铁不显著的患儿,也可口服补充铁剂,包括硫酸亚铁、枸橼酸铁、富马酸亚铁等。

2. 铁剂治疗方案

(1)铁剂治疗的适应证:铁剂治疗时,首先需要权衡利弊(铁剂可避免或减少输血,减少 ESAs 使用剂量和改善贫血症状,但可能会引起严重急性反应等风险)。

1)对于未接受铁剂或 ESAs 治疗的患儿,若 TSAT ≤ 30% 和 SF ≤ 500μg/L,则可尝试使用静脉铁剂治疗。

2)对于已接受 ESAs 治疗但尚未接受铁剂治疗的患儿,为了提高血红蛋白水平或减少 ESAs 剂量,若 TSAT ≤ 30% 和 SF ≤ 500μg/L,则可尝试使用静脉铁剂治疗。

3)当 TSAT>50% 或 SF>500μg/L 时,停用静脉补铁。

(2)铁剂治疗方案:

1)口服补铁:剂量为 2~3mg/(kg·d),单日剂量为 150~300mg/d,单次或分 2~3 次给药。

2)静脉补铁:①剂量:1~2mg/(kg·次),单次最大剂量 <100mg,建议每 2 周 1 次,一个疗程累计总量不超过 1g。②静脉铁剂治疗后,若 TSAT ≥ 50% 和 / 或 SF ≥ 500μg/L,应停止静脉铁剂治疗。

3. 使用铁剂的注意事项

(1)使用静脉铁剂会出现过敏样症状,因此首次使用静脉铁剂时,必须按照产品说明书的要求操作,输注铁剂后的 60 分钟内应严密监测,并且需配备心肺复苏设备(包括药物)以及进行人员培训以评估和处理铁剂的不良反应。

(2)急性活动性感染时避免输注静脉铁剂。

(3)静脉铁剂治疗期间应监测铁状态,避免出现铁过载。

(三) 低氧诱导因子脯氨酰羟化酶抑制剂

低氧诱导因子脯氨酰羟化酶抑制剂(hypoxia-inducible factor prolyl hydroxylase inhibitors,HIF-PHI)是一种新型治疗肾性贫血的口服药,可上调内源性 EPO 产生和 EPO 受体表达,增加肠道铁转运蛋白和骨髓转铁蛋白受体表达,促进肠道对铁的吸收和骨髓对铁的利用,同时可下调铁调素水平,促进单核吞噬细胞系统内铁释放,改善铁的利用,从而促进红细胞的生成。目前在成人透析患儿的临床研发阶段的 HIF-PHI 包括:Roxadustat(罗沙司他)、Vadadustat、Daprodustat 及 Molidustat 等。临床研究结果显示:HIF-PHI 可有效治疗透析前 CKD 患儿、血液透析和腹膜透析患儿的肾性贫血,并且可减少临床上铁剂的使用,对 ESAs 低反应和合并微炎症状态的患儿仍可提高其 Hb 水平。但是目前无儿童 HIF-PHI 的临床研究报道。儿童 HIF-PH 的肾性贫血治疗尚需要研究。

(四) 输血治疗

1. 输血治疗原则

(1)应尽量避免输注红细胞,以减少输血反应的风险。

(2)拟行器官移植的患儿,在病情允许的情况下应避免输注红细胞,以减少发生同种致敏的风险。

2. 输血适应证

(1)急性贫血输血指征:合并急性出血时,例如难以控制的急性快速失血;预计失血量占血容量的 25%~30% 时,伴有低血容量症状;预计失血量占血容量的 >30%,伴有严重失血症状。

(2)慢性贫血输血指征:在有 ESAs 使用相对禁忌时或在用 ESAs 治疗无效的患儿出现贫血相关症状和体征时可以输血。

（3）血液透析患儿手术前，血红蛋白 <70g/L 时；对贫血耐受性差的患儿，合并心血管或呼吸道疾病患儿，血红蛋白 <80g/L 时。

3. 输血的相关风险　包括发热反应、溶血反应、过敏反应、输血相关的急性肺损伤、枸橼酸盐中毒和高钾血症、移植物抗宿主病、病毒传播等。

（刘小荣）

第四节　慢性肾脏病患儿矿物质与骨异常的防治

慢性肾脏病矿物质和骨代谢异常（chronic kidney disease-mineral and bone disorder，CKD-MBD）是 CKD 引起的系统性矿物质和骨代谢紊乱，包括：①钙、磷、iPTH 和维生素 D 等代谢异常；②骨容量、骨转化、矿物质化、骨线性增长和强度异常；③血管或其他软组织等异位钙化。CKD-MBD 是透析患儿最常见的并发症之一，也是导致透析患儿心血管事件和死亡的重要原因。肾脏病预后治疗建议（K/DOQI）还指出，儿童的 CKD-MBD 还包括在生长过程中，骨骼和矿物质代谢紊乱使软骨内成骨作用异常，导致骨骺发育异常。矿物质和骨代谢紊乱会早于肾衰竭出现，建议儿童从 CKD2 期开始监测矿物质和骨代谢紊乱的状况。

一、透析患儿 CKD-MBD 的防治总则

（一）通过综合评估血钙、血磷、血 iPTH 水平决定透析患儿 CKD-MBD 的治疗

1. 透析患儿应常规检测血清 25- 羟维生素 D［25-(OH)D］。对于合并维生素 D 缺乏的患儿，应补充天然维生素 D（维生素 D_2 或维生素 D_3，首选维生素 D_3），维持血清 25-(OH)D 在

正常范围内。

2. 根据血钙的水平,合理选择降磷治疗方法。

3. 根据血钙和血磷水平,考虑是否给予活性维生素 D 及其类似物,或联合拟钙剂,以控制 iPTH 在较理想的范围。

4. 对于高钙血症、高磷血症和高甲状旁腺激素血症三者并存的患儿,首先应给予拟钙剂治疗,同时控制钙摄入,并用非含钙的磷结合剂。

5. 血清 iPTH 持续 >110pmol/L,伴有高钙和 / 或高磷血症者,或者 >55pmol/L,伴有钙化性尿毒症动脉病,经规范药物治疗后 iPTH 持续无缓解者,可行甲状旁腺切除或在超声引导下行介入治疗。

(二) 透析患儿 CKD-MBD 的监测指标和频率(表 5-4)

1. **血清 25-(OH)D**　每 12 个月至少检测 1 次,接受维生素 D 持续治疗的患儿,至少每 3 个月检测 1 次。

2. **血钙、血磷**　每 1~3 个月检测 1 次血钙和血磷,接受维生素 D 及其类似物治疗时,每月检测 1 次血钙和血磷。

3. **血 iPTH**　每 3~6 个月测 1 次 iPTH。iPTH 升高或者正在接受维生素 D 及其类似物治疗时,每 3 个月检测 1 次 iPTH。

4. **碱性磷酸酶(alkaline phosphatase,ALP)**　每 1~3 个月检测 1 次,当 iPTH 升高时增加检测频次。

5. **骨检查**　影像学评价有无佝偻病及骨成熟度表现,骨密度不常规推荐,必要时做骨活检。

6. **眼科检查**　每年 1 次,检查有无角膜及结膜钙化。

7. **血管钙化评估**　每 6~12 个月检测 1 次,血管钙化检查和评估的主要方法包括:

(1)侧位腹部 X 线片检查。

(2)超声心动图检查心脏瓣膜钙化情况。

表 5-4　透析患儿矿物质与骨代谢的主要监测指标和频率

监测指标	频率	备注
血清 25-(OH)D	1 次 /12 个月	如果进行维生素 D 持续治疗,则为 1 次 /3 个月
血钙、血磷	1 次 /1~3 个月	如果进行维生素 D 持续治疗,则为 1 次 /1 个月
血 iPTH	1 次 /3~6 个月	如果 iPTH 升高或正在进行维生素 D 治疗,则为 1 次 /3 个月
碱性磷酸酶	1 次 /1~3 个月	如果 iPTH 升高则增加频次
眼科检查	1 次 /12 个月	
血管钙化	1 次 /6~12 个月	

(三) 透析患儿 CKD-MBD 治疗的理想靶目标范围 (表 5-5、5-6、5-7)

1. 血清 25-(OH)D ≥ 30ng/ml。

2. 血钙控制在正常值范围。

3. 血磷水平控制在正常值范围或接近正常范围。

4. 血 iPTH 水平控制在 200~300pg/ml。

5. 钙磷乘积($Ca \times P$)在正常或接近正常水平。

表 5-5　不同年龄血清离子钙、总钙、磷、ALP 的正常范围

年龄	离子钙 / (mmol·L^{-1})	总钙 / (mmol·L^{-1})	磷 / (mg·dl^{-1})	ALP/IU
0~5 个月	1.22~1.40	2.18~2.83	5.2~8.4	ND
6 个月 ~1 岁	1.20~1.40	2.18~2.75	5.0~7.8	ND
2~5 岁	1.22~1.32	2.35~2.70	4.5~6.5	100~350

续表

年龄	离子钙 / (mmol·L⁻¹)	总钙 / (mmol·L⁻¹)	磷 / (mg·dl⁻¹)	ALP/IU
6~12 岁	1.15~1.32	2.35~2.58	3.6~5.8	60~450
13~20 岁	1.12~1.30	2.20~2.55	2.3~4.5	40~180

注：磷 1mg/dl = 0.323mmol/L；本表经翻译引自 Foundation NK. KDOQI Clinical Practice Guideline for Nutrition in Children with CKD: 2008 Update[J]. American Journal of Kidney Diseases, 2009, 53(3):S11-S104.

表 5-6　CKD5 期患儿不同年龄血清总钙、磷、Ca×P 的目标范围

年龄 / 岁	总钙 / (mmol·L⁻¹)	磷 / (mmol·L⁻¹)	Ca×P/ (mmol·L⁻¹)²
1~12	2.35~2.58	1.33~2.00	<5.4
>12	2.20~2.55	1.13~1.78	<4.4

表 5-7　CKD2~5 期 iPTH 的目标范围

CKD 分期	GFR/ (ml·min⁻¹·1.73m⁻²)	iPTH 目标范围	
		pmol/L *	pg/ml
2	60~89	3.9~7.7	35~70
3	30~59	3.9~7.7	35~70
4	15~29	7.7~12.1	70~110
5	<15, 透析	22.0~33.0	200~300

注：* 1pmol/L=1pg/ml ÷ 9.09。

二、透析患儿血钙的管理

尽量调整血钙在目标值范围。透析患儿每天的元素钙总摄入量(含磷酸盐结合剂)不超过 2 倍膳食参考摄入量(dietary reference intake,DRI)(表 5-8),当饮食摄入不能满足 DRI 的需求,血清总钙水平低于正常值 2.2mmol/L 且伴有低钙血症症状时,应该给予钙剂(不推荐使用氯化钙)或活性维生素 D 制剂(表 5-9);当离子钙浓度低于 1.25mmol/L 时,应注意透析液的含钙处方的个体化调整。治疗中应密切监测血钙水平。

表 5-8 CKD2~5 期儿童推荐元素钙摄入量

年龄	DRI/ (mg·d^{-1})	正常儿童上限 / (mg·d^{-1})	CKD2~5 期上限 (含磷酸盐结合剂)/ (mg·d^{-1})
0~6 个月	210	ND	≤ 420
7 个月 ~1 岁	270	ND	≤ 540
2~3 岁	500	2 500	≤ 1 000
4~8 岁	800	2 500	≤ 1 600
9~18 岁	1 300	2 500	≤ 2 500

注:ND,无确定参考范围;本表经翻译引自 Foundation NK. KDOQI Clinical Practice Guideline for Nutrition in Children with CKD: 2008 Update[J]. American Journal of Kidney Diseases, 2009, 53(3):S11-S104.

表 5-9　常见含钙药物及含钙磷结合剂的元素钙含量

化合物	药品名称	化合物含量 /mg	钙	元素钙 /mg
葡萄糖酸钙	葡萄糖酸钙口服液	100	9%	9
碳酸钙	小儿碳酸钙颗粒	750	40%	300
	碳酸钙咀嚼片	750	40%	300
	碳酸钙 D_3 片	500	40%	200
醋酸钙	醋酸钙胶囊	600	25%	150
乳酸钙	维 D_2 乳酸钙片	160	13%	20.8

三、透析患儿的血磷管理

(一) 控制饮食磷的摄入

在保证蛋白质摄入的时候(通常 1g 蛋白质含 10~12mg 磷),每天磷的摄入量不超过同年龄儿童的每天推荐剂量(DRI)(表 5-10)。出现血磷持续、进行性升高时应口服磷结合剂,尽可能控制血磷在正常范围内。

表 5-10　CKD 儿童最大口服和 / 或肠内磷摄入量建议

年龄	DRI/(mg·d⁻¹)	推荐磷摄入量 /(mg·d⁻¹)	
		高 iPTH,正常血磷*	高 iPTH,高血磷#
0~6 个月	100	≤ 100	≤ 80
7 个月 ~1 岁	275	≤ 275	≤ 220
2~3 岁	460	≤ 460	≤ 370

续表

年龄	DRI/(mg·d⁻¹)	推荐磷摄入量/(mg·d⁻¹)	
		高 iPTH，正常血磷*	高 iPTH，高血磷#
4~8 岁	500	≤ 500	≤ 400
9~18 岁	1 250	≤ 1 250	≤ 1 000

注:*100%DRI;#80%DRI;本表经翻译引自 Foundation NK. KDOQI Clinical Practice Guideline for Nutrition in Children with CKD: 2008 Update[J]. American Journal of Kidney Diseases, 2009, 53(3):S11-S104.

(二) 血磷增高、血 iPTH 水平也增高的患儿

控制饮食磷的摄入不超过同年龄 DRI 的 80%，并需要口服磷结合剂。

(三) 磷结合剂的选择原则

1. 优选不含钙且不含铝的磷结合剂，磷结合剂需要随餐服用以减少副作用。儿童禁用含铝的磷结合剂。

2. 婴幼儿及 9 岁以下儿童，可初始选择含钙的磷结合剂，年长儿及青春期透析患儿选择非含钙的磷结合剂。

3. 使用含钙的磷结合剂时应首先评估患儿血钙水平及钙化情况，合并低钙血症时选择含钙制剂，若患儿合并高钙血症、动脉钙化、异位钙化、无动力性骨病或血清 iPTH 水平持续过低，应限制含钙的磷结合剂的使用。在使用含钙的磷结合剂的过程中应严密监测上述指标变化。

4. 磷结合剂种类　含钙的磷结合剂主要包括:碳酸钙、醋酸钙、枸橼酸钙、乳酸钙、葡萄糖酸钙和酮酸钙等;非含钙的磷结合剂主要包括:含铝的磷结合剂(氢氧化铝和碳酸铝)、含

金属的磷结合剂(包括碳酸镧、聚苯乙烯磺酸镧、羟基氧化蔗糖铁、枸橼酸铁和镁盐等)和不含金属的磷结合剂(包括司维拉姆和考来替兰等)。

(四) 持续高磷血症

可调整透析方案,以增加血液透析对磷的清除。

1. 血液透析清除磷的效果,取决于透析时间、透析效率(由血流量、透析液流量及透析器面积所决定)以及透析频次等。充分透析是治疗高磷血症的基础。

2. 每次 4 小时的血液透析约可清除 800~1 000mg 磷。常规透析(每周 3 次、每次 4 小时)难以有效控制高磷血症时,应采用每天透析或者夜间长时间透析,以增加磷的清除。

四、透析患儿的维生素 D 及其类似物的选择与应用

(一) 透析患儿维生素 D 应用的时机

1. **维生素 D 缺乏** 对于合并维生素 D 缺乏[25-(OH)D水平 <30ng/ml(75nmol/L)]的患儿,应补充天然维生素 D(维生素 D_2 或维生素 D_3,首选维生素 D_3),根据缺乏的程度选择方案进行补充(表 5-11)。25-(OH)D 治疗中,每月检测钙磷水平,每 3 个月检测 25-(OH)D 及 iPTH 水平,直至 25-(OH)D 水平正常。

表 5-11 K/DOQI 中对 CKD 患儿维生素 D 的推荐摄入量

25-(OH)D/ $(ng·ml^{-1})$	缺乏程度	维生素 D_2 或维生素 D_3 剂量	疗程 / 月
<5	严重	8 000U/d×4 周(或 50 000U/周 ×4 周),之后 4 000U/d(或 50 000U/ 次,2 次 / 月)×2 个月	3

续表

25-(OH)D/ (ng·ml^{-1})	缺乏程度	维生素 D$_2$ 或维生素 D$_3$ 剂量	疗程/月
5~15	中度	4 000U/d×12 周（或 50 000U/次，1 次/2 周 ×12 周）	3
16~30	轻度	2 000U/d 或（50 000U/次，1 次/4 周）	3

注：本表经翻译引自 Foundation NK. KDOQI Clinical Practice Guideline for Nutrition in Children with CKD: 2008 Update[J]. American Journal of Kidney Diseases, , 53(3):S11-S104.

2. **继发性甲状旁腺功能亢进**（secondary hyperparathyroidism，SHPT）　继发性甲状旁腺功能亢进的特征是 1,25-(OH)$_2$D$_3$ 的活性下降和钙磷代谢紊乱，导致甲状旁腺增生，分泌甲状旁腺激素水平增高，从而出现一系列的临床症状。

（1）在控制血钙和血磷水平正常的基础上，对存在轻度 SHPT 且 iPTH 水平处于稳定状态的患儿，可选择活性维生素 D 及其类似物（阿法骨化醇、骨化三醇、帕立骨化醇），以口服给药的方式治疗，控制 iPTH 在 200~300pg/ml。

（2）对 iPTH 水平进行性上升，或持续高于 300pg/ml 的患儿，建议选择活性维生素 D 及其类似物间歇口服冲击给药或静脉给药治疗。

（二）活性维生素 D 及其类似物治疗 SHPT

根据血清钙、磷水平及钙磷乘积选择方案（表 5-12）。

1. **小剂量持续口服治疗** 适用于轻度 SHPT。

血清 Ca^{2+}<2.37mmol/L 时,可使用帕立骨化醇,起始剂量 1μg/d,每周 3 次。口服维生素 D 及其类似物治疗后 2~4 周调整剂量,如 iPTH 水平不变或上升,或降幅小于基线水平的 30%,可增加原剂量的 50%;如 iPTH 水平降低至接近目标范围,则减到原剂量的 25%~50%,或隔天口服。原则上是要以最小剂量维持 iPTH 在目标范围内。如 iPTH 水平稳定控制于目标范围内,则以持续治疗和定期监测为主;如 iPTH 水平进行性升高或持续高于目标范围上限,则考虑转为其他方案。

2. **间歇口服冲击治疗** 上述方案治疗 6 个月,iPTH > 110pmol/L,给予活性维生素 D 间歇口服冲击治疗(表 5-13)。

3. **间歇静脉给药治疗** 与口服制剂相比,活性维生素 D 静脉给药对钙、磷在消化道的吸收影响较小,可在极短的时间内达到药物的峰浓度,与维生素 D 受体的结合效率更高。儿童骨化三醇 0.01~0.05μg/(kg·次),3 次 / 周。在应用过程中,应密切监测血钙、血磷和 iPTH 水平以及不良反应。

静脉注射骨化三醇,经过 6 个月增加剂量治疗后如 iPTH 水平仍 ≥ 600pg/ml,或者 iPTH 水平较基线降低 <70%,则考虑诊断为骨化三醇抵抗,建议更改为帕立骨化醇等选择性维生素受体激动剂或 / 和拟钙剂(如西那卡塞)治疗,如仍无明显疗效,考虑实施甲状旁腺手术切除治疗。

(三) 使用维生素 D 的主要不良反应与处理

1. 主要不良反应包括血钙升高、血磷升高以及过度抑制 iPTH 导致的低转运骨病甚至无动力骨病的发生。

表 5-12　CKD5 期活性维生素 D 推荐初始剂量

血清 iPTH/(pmol·L⁻¹)	血清钙/(mmol·L⁻¹)	血清磷/(mmol·L⁻¹)	Ca×P/(mmol·L⁻¹)²	活性维生素 D 推荐初始剂量
33.0~55.0	<2.37	<1.78* <2.10#	<4.4* <5.4#	0.007 5μg/(kg·次),3次/周(最大 0.25μg/次,3次/周)
55.0~110.0	<2.37	<1.78* <2.10#	<4.4* <5.4#	0.015μg/(kg·次),3次/周(最大 0.5μg/次,3次/周或 0.25μg/d)
>110.0	<2.37	<1.78* <2.10#	<4.4* <5.4#	0.025μg/(kg·次),3次/周(最大 1μg/次,3次/周或 0.25μg/d)

注:* 1~12 岁;# >12 岁

表 5-13　CKD5 期活性维生素 D 间歇口服推荐初始剂量

体重/kg	血清 iPTH/(pmol·L⁻¹)	血清钙/(mmol·L⁻¹)	血清磷/(mmol·L⁻¹)	Ca×P/(mmol·L⁻¹)²	活性维生素 D 间歇口服冲击治疗,初始剂量
<30	>110.0	<2.5	<1.78* <2.10#	<4.4* <5.4#	3μg/次,3次/周
≥30	>110.0	<2.5	<1.78* <2.10#	<4.4* <5.4#	4μg/次,3次/周

注:* 1~12 岁;# >12 岁

2. 血钙水平持续升高或连续两次检测超过目标范围上限应启动低钙饮食，停用钙剂及停止其他补钙措施，调整透析液钙浓度，使用钙浓度 1.25 mmol/L 的透析液，延长透析时间，提高透析充分性。停用含钙的磷结合剂，如血磷水平升高换用非含钙的磷结合剂，或换用西那卡塞。停用活性维生素 D 及其类似物。高钙血症纠正后，换用帕立骨化醇等选择性维生素 D 受体激动剂。

3. 血磷持续升高或发生高磷血症时应启动低磷饮食，控制透析患儿的磷摄入量，尽量减少无机磷的摄入，包括减少食物添加剂、富含无机磷敷料的药物。应使用磷结合剂，延长透析时间，提升透析充分性。

4. 如出现 iPTH 水平大幅下降或持续低于目标范围低限，应减少甚至停止各种降低 iPTH 的治疗药物，避免或减少低转运骨病甚至无动力骨病发生的风险。

五、透析患儿拟钙剂应用

(一) 适应证

为 SHPT 的一线用药，伴有高钙血症、合并明显血管钙化，或使用活性维生素 D 治疗效果不佳的患儿，可以换用或联合使用。

(二) 禁忌证

对本药成分过敏或严重低钙血症等。

(三) 治疗方案

1. 确定患儿无低血钙，通常血钙 >9.0mg/dl（2.2mmol/L）才开始使用。

2. 初始治疗 推荐西那卡塞 25mg，每天 1 次，随餐或餐后立即口服。药品需整片吞服，不建议切分后服用。建议每天同一时间段服用,为减轻胃肠道反应推荐下午或夜间服用。

3. 临床监测　给药初期及剂量调整阶段约为 3 个月。在此阶段应密切观察患儿的症状和反应。一般每周检测 1 次血清钙,每 1~4 周检测 1 次血 iPTH。进入维持治疗期后,每 2 周检测 1 次血清钙,每月检测 1 次血 iPTH。血清白蛋白 <40g/L 时,应采用校正血清钙作为观察指标。

4. 剂量调量

(1)西那卡塞治疗期间应维持校正血清钙 2.1~2.5mmol/L。血清钙浓度 <2.1mmol/L 时,需补充钙剂或使用维生素 D 制剂,或酌情减少西那卡塞剂量;血清钙浓度 <1.9mmol/L 时,应暂停使用西那卡塞,应补充钙剂或使用维生素 D 制剂治疗,并且至少每周检测 1 次血钙,直至血清钙浓度恢复正常。血清钙浓度恢复正常后可考虑重新使用西那卡塞治疗。

(2)如患儿血清 iPTH 水平未控制在 150~300pg/ml,则在密切监测 iPTH 和血清钙、磷水平的基础上,2~4 周内缓慢递增西那卡塞剂量。西那卡塞成人最大剂量为 100mg/d,儿童缺乏丰富经验,建议根据患儿体重及年龄个体化调整,增量调整间期不少于 3 周。如果最大剂量使用 2 个月后 iPTH 仍无显著下降,则考虑治疗无效。

(四)西那卡塞使用注意事项

1. 低钙血症患儿应在补充钙剂和维生素 D 制剂治疗后,血钙 >9.0mg/dl(2.2mmol/L)时再开始使用。

2. 具有癫痫发作风险或癫痫既往史、肝功能异常、消化道出血或消化道溃疡既往史的患儿应谨慎使用。

3. 在西那卡塞使用过程中,应严密监测血清钙和血清 iPTH,避免低钙血症的发生以及血清 iPTH 急剧、过度地降低。

(王　墨)

第五节 血液透析患儿高尿酸血症的治疗

高尿酸血症(hyperuricemia,HUA)是指在正常嘌呤饮食状态下,成人不分性别,非同日 2 次血尿酸水平超过 420μmol/L。儿童流行病学数据显示 5~9 岁,尿酸水平比较稳定,随着年龄增长有增高,波动在(327.10 ± 3.23)μmol/L。通常儿童高尿酸血症定义为:女性儿童或者年龄≤ 15 岁男性空腹血尿酸超过 360μmol/L(6.0mg/dl);年龄 >15 岁男性儿童空腹血尿酸超过 420μmol/L(7.0mg/dl)。血液透析患儿因肾衰竭,尿酸排泄障碍,并且每周 3 次、每次 4 小时的血液透析难以有效清除体内产生的尿酸,因此常常合并血尿酸升高。

许多临床研究结果显示,高尿酸血症是缺血性心脏病、卒中、心力衰竭等心血管事件及其死亡率的独立危险因素。目前认为,血液透析患儿高尿酸血症与心血管死亡和全因死亡风险呈"逆流性病学"关系。但是,生理浓度的尿酸具有重要的抗氧化作用,可清除血浆 2/3 的自由基,也具有激活固有免疫系统,促进免疫应答等其他生理功能。因此,并非所有的高尿酸血症都需要降尿酸治疗。

一、血液透析患儿降尿酸药物治疗时机和血尿酸控制适宜水平

(一) 治疗时机

血液透析后,血尿酸水平存在周期性变化,单次透析后下降 60% 以上。根据成人治疗经验,一般认为透前血尿酸≥ 540μmol/L 或血尿酸水平≥ 480μmol/L 且有下列合并症之一:高血压、脂代谢异常、糖尿病、肥胖、心功能不全、尿酸性肾

石病,应开始治疗。

（二）血液透析患儿血尿酸适宜水平

无合并症者,建议血尿酸控制在 <420μmol/L;伴合并症者,控制目标应更严格,建议透析前血尿酸水平应控制在相应性别和年龄人群的正常范围（<360μmol/L）。

二、血液透析患儿高尿酸血症的治疗

（一）生活方式及饮食结构调整

1. 避免高嘌呤饮食,严格戒饮各种酒类。

2. 肥胖者,建议采用低热量、平衡膳食,增加运动量,以达到标准体重。

3. 避免应用可升高血尿酸的药物。

（二）提高透析充分性

充分血液透析可有效降低血尿酸,建议合并高尿酸血症的透析患儿,每周透析 3 次时 spKt/V>1.4。

（三）积极纠正代谢性酸中毒

建议控制患儿透析前 HCO_3^- 浓度在接近正常的范围。

（四）保护残余肾功能

避免使用肾毒性药物,控制单次透析超滤量,及时纠正血容量不足和心力衰竭等。

（五）降尿酸药物的选择与应用

尽管透析患儿痛风发作频率低,但一些情况下仍然需要使用降尿酸药物,将尿酸控制在目标范围。

1. **降尿酸药物的选择**　若血液透析患儿因肾小球滤过率显著降低或无尿,禁用溴苯酰苯呋喃、丙磺舒和柳氮磺吡啶等促进尿酸排泄的药物,需选择抑制尿酸生成或促进尿酸分解的药物。

2. 降尿酸药物的应用

（1）别嘌醇：

1）药理作用与体内代谢：别嘌醇经体内黄嘌呤氧化酶催化成为别黄嘌呤，别黄嘌呤与别嘌醇均抑制黄嘌呤氧化酶，阻滞黄嘌呤和次黄嘌呤转化生成尿酸。别嘌醇由肾排泄，约10% 以原型、70% 以代谢物随尿排出，血液透析患儿的药物半衰期显著延长。

2）使用方案：每次透析后，6 岁以内每次 50mg 口服，一天1~3 次；6~10 岁，每次 100mg 口服，一天 1~3 次。

3）注意事项：

A. 建议用药前检查患儿 *HLA-B*5801* 基因，阳性者避免使用，预防严重皮疹的发生。

B. 别嘌醇过敏、严重肝功能障碍、粒细胞减少的患儿禁用。

C. 与多种药物具有相互作用：与氨苄西林并用可增加皮疹发生率；与卡托普利合用偶可引起阿 - 斯综合征；与铁剂同时服用可致铁在组织内过量积蓄；可增强双香豆素、茚满二酮衍生物、硫唑嘌呤或巯嘌呤、环磷酰胺、茶碱、磺酰脲类降糖药等的治疗作用，使用时应给予充分注意。

（2）非布司他：

1）药理作用与体内代谢：可有效抑制黄嘌呤氧化酶，抑制尿酸生成。治疗浓度不影响嘌呤和嘧啶的合成及代谢。血浆蛋白结合率约 99.2%，血液透析不能清除，50% 经肾脏代谢。

2）使用方案：尚无儿童推荐剂量，成人建议血液透析患儿非布司他初始剂量为 10~20mg 每天口服，2 周后复查血尿酸水平后决定是否需要调整剂量，一般最大剂量每天 40mg，对于频繁痛风发作且严格控制饮食和加强透析后仍不能控制者,每天剂量可提高至60~80mg。

3)注意事项:

A. 服用硫唑嘌呤、巯嘌呤或氨茶碱的患儿禁用。

B. 具有发生心血管血栓事件的风险。

C. 注意肝功能损伤。

(3)生物合成的尿酸氧化酶:该类药物均具有催化尿酸分解为尿囊素,快速降低血清尿酸的作用。《中国高尿酸血症与痛风诊疗指南(2019)》推荐使用聚乙二醇化重组尿酸氧化酶。但是,血液透析患儿应用的经验不足。

3. 其他合并用药

(1)高尿酸血症和痛风患儿合并高血压时,建议降压药物首选氯沙坦和/或钙通道拮抗剂,不推荐噻嗪类和袢利尿剂等用于降压治疗。

(2)高尿酸血症和痛风合并高甘油三酯血症时,成人的调脂药物建议首选非诺贝特;合并高胆固醇血症时,成人推荐首选阿托伐他汀钙。

(王　墨)

附 录

附录 1　儿童血浆置换临床应用专家共识

　　血浆置换（plasma exchange,PE）通过置换原理,弃掉致病因子,同时补充新鲜冷冻血浆或人血白蛋白等物质。在 2019 年美国血浆置换学会（American Society for Apheresis,ASFA）第 8 版治疗性 PE 指南中,总结了特定疾病或医疗状况使用治疗性血浆置换（therapeutic plasma exchange,TPE）的证据。包括相关 84 种疾病的情况说明以及 157 个分级和分类的适应证和 / 或 TPE 模式。

　　迄今为止,国内外所发表的 PE 指南均针对成人制定,并没有儿童 PE 临床应用指南或共识,为进一步规范 PE 在儿童中的应用,中国医师协会儿科医师分会血液净化专业委员会于 2016 年 10 月正式启动制定儿童 PE 临床应用共识,通过投票选择 12 种疾病并在全国开展 PE 应用情况调查,根据流行病调查结果及现有的循证医学证据,专业委员会共经过 6 次讨论,最终选择 9 种较常见的疾病制定 PE 临床应用专家共识,本版本不包含每个疾病的治疗现状,增加了肺炎链球菌感染相关溶血尿毒综合征 PE 的方法,本附录根据原文有删减及整理。

一、ANCA 相关性血管炎

血管炎（vasculitis）是指以血管壁的炎症和纤维素样坏死为病理特征的一组异质性疾病，可累及各系统和器官的大、中、小动脉，毛细支气管及小静脉，临床表现复杂多样且可交叉重叠，常累及的部位为皮肤、肾脏、肺、神经系统等。目前仍没有非常明确的诊断标准，血清 ANCA 阳性是临床疑似 ANCA 相关性血管炎（ANCA-associated vasculitis，AAV）的血清学诊断标准。显微镜下型多血管炎（microscopic polyangitis，MPA）、肉芽肿性血管炎（granulomatosis with polyangiitis，GPA，既往称为韦格纳肉芽肿）、嗜酸性肉芽肿性血管炎（eosinophilic granulomatosis with polyangiitis，EGPA，既往称为 Churg-Strauss 综合征），这 3 种疾病的病理改变及临床特点相似，且血清抗中性粒细胞胞质抗体（anti-neutrophil cytoplasmic antibodies，ANCA）阳性，因此这 3 种血管炎合称为 AAV。

目前 PE 治疗儿童 AAV 的资料非常有限，中国医师协会儿科医师分会儿童血液净化专业委员会回顾性研究了国内 12 家医院儿童 AAV 患者，25 例 AAV 进行 PE 或 PE 联合模式治疗，单次血液置换的置换量为 40~60ml/kg，血液净化次数为 3~5 次，多数 3 次血液净化后临床表现、血常规指标和 ANCA 等能缓解，68% 的患儿 PE 治疗后好转。

根据现有循证医学证据和上述结果提出推荐 PE 治疗 AAV 指征：①急进性肾小球肾炎；②肾功能短期内迅速恶化；③活动性肺泡出血；④伴抗 GBM 阳性。用 5% 白蛋白或血浆，活动性肺泡出血或其他出血倾向时建议使用新鲜冷冻血浆。每天置换 1 次，连续使用 3~5 天，其后再进行病情评估，延长间隔时间,确定治疗次数。根据患儿和医疗中心情况而定,选用 PE,必要时联合 HD 和 CRRT。

二、溶血尿毒综合征

溶血尿毒综合征(hemolytic uremic syndrome,HUS)是一类以微血管性溶血性贫血、血小板减少和急性肾衰竭三联症为主要表现的综合征,分为典型 HUS 和非典型 HUS(aHUS)。典型 HUS 多数以腹泻(脓血便)及三联症为主要表现。肠道感染相关 HUS:主要见于产志贺氏毒素的大肠埃希氏菌引起的 HUS〔Shiga(vero)-toxin(STx),STx-HUS〕。也有其他类型大肠埃希氏菌、痢疾志贺氏菌或其他产志贺氏毒素微生物引起的暴发和散发病例报道。aHUS 是指补体旁路调节蛋白异常,补体调节蛋白包括 H 因子、I 因子、B 因子、C3、MCP、THBD 及 H 因子相关蛋白等。补体调节蛋白的异常分为先天性及获得性异常。先天性是指补体调节蛋白的基因缺陷,获得性为抗 H 因子自身抗体的产生所致。感染、药物可能为诱因导致发病。

补体旁路调节蛋白异常的 aHUS,大多呈破坏性、进行性表现。若得不到及时治疗,25% 的患者死于急性期,约 50% 的患者进展为终末期肾病(end-stage renal disease,ESRD)。

1. **典型 HUS PE 治疗指征**　神经系统损害是 STx-HUS 预后不良的重要指标。目前认为对于有严重的感染、脓毒症、严重肾损害、伴有严重神经系统症状的 STx-HUS 可以使用 PE,并个体化决策。

2. **aHUS PE 治疗的指征**　推荐在无依库珠单抗情况下,临床诊断 aHUS 后,建议 24 小时内进行血浆治疗,血浆输注及血浆置换。建议每天 1 次,连续 5 天;之后每周 3~5

次,连续 3~4 周。争取达到血清学缓解,至少 2 周血小板 >150×10⁹/L,溶血停止(即外周血涂片无破碎红细胞、乳酸脱氢酶水平正常),待志贺氏毒素、ADAMTS13、抗 H 因子抗体及基因等结果回报后,酌情调整治疗方案。

3. SP-HUS PE 治疗的方法　见第三章第六节附 1。

三、肝衰竭

肝衰竭是指各种原因导致肝脏合成、解毒、排泄和生物转化等功能发生严重障碍或失代偿,出现以凝血功能障碍、黄疸、肝性脑病等为主要表现的危重症。病死率可达 50%~90%。儿童急性肝衰竭(pediatric acute liver failure, PALF)通常定义为:原先无肝脏损害,8 周内突发严重肝功能障碍,注射维生素 K₁ 无法纠正的凝血障碍,凝血酶原时间 (prothrombin time, PT)>20 秒或国际标准化比值(international normalized ratio, INR)>2.0,可无肝性脑病,或肝性脑病合并凝血障碍,PT>15 秒或 INR>1.5。儿童期肝衰竭主要原因是药物中毒、病毒性肝炎、脓毒症及代谢性疾病等。

2017 年全国 16 家医院血浆置换使用情况调查,合计 132 例 PALF 中,91 例进行了 TPE,其中 32 例合并肝昏迷(7 例 Ⅰ级,6 例 Ⅱ级,12 例 Ⅲ级,7 例 Ⅳ级)。平均置换 2.4 次,79% 置换 1~3 次,68% 置换 1~2 次即可缓解,PE 后白蛋白、TBIL、ALT、LA 等指标明显改善,好转率为 70%,病死率为 30%。

根据现有循证医学证据和上述结果提出 PALF 行 PE 治疗可参考儿童 ALSS 现有参考指标:①各种肝衰竭早/中期(PTA 介于 20%~40%,血小板 >50×10⁹/L);PALF 患儿 TBIL>85μmol/L 或每天上升 ≥ 17.1μmol/L,ALT>1 000U/L,或/和 INR>2.0,Ⅱ级或以下肝昏迷;晚期肝衰竭并发症多应慎重治疗,同时积极寻求肝移植机会。②终末期肝病肝移植术前等待肝源、肝移植术后排斥反应及移植肝无功能期的患儿。③合并严重肝内胆汁淤积(TBIL>200μmol/L 或胆汁酸>100μmol/L)经药物治疗无效者。PE 治疗肝衰竭一般可以每天 1 次,连续 3 天后改隔天 1 次,直至进行肝移植或肝衰竭开始恢复。

四、噬血细胞综合征

噬血细胞综合征又称噬血细胞性淋巴组织细胞增多症(hemophagocytic lymphohistiocytosis,HLH),是多种因素导致组织细胞增生活化伴有吞噬自身血细胞现象为特征的疾病,可分为原发性和继发性 HLH。HLH 以发热、肝脾大、全血细胞减少、肝功能衰竭、凝血功能异常和中枢神经系统等损害为特征,重症患儿经常短时间内发展为 MODS,病死率超过50%。

2017 年中国医师协会儿科医师分会血液净化专业委员会组织全国临床流行病学调查中,66 例 HLH 采用了血液净化治疗,其中单纯 PE 治疗 29 例,其余采用 TPE+CRRT 等模式。血液净化治疗 HLH 目前尚无统一的推荐方案,需要根据患儿器官功能障碍特别是肝衰竭和 MODS 程度,采用个体化方案。

五、儿童重症系统性红斑狼疮

儿童重症系统性红斑狼疮(systemic lupus erythematosus,SLE)是一种侵犯多系统和多脏器的全身结缔组织的自身免疫性疾病,其发病机制为在多种因素相互作用下,导致患儿体内 B 细胞过度增生,产生大量的自身抗体,并与体内相应的自身抗原结合形成相应的免疫复合物,沉积在皮肤、关节、小血管、肾小球等部位,从而导致机体的多系统损害。

重型 SLE:是指狼疮累及重要脏器,英国狼疮评估组指数(British Isles Lupus Assessment Group Index,BILAG)评分至少1个系统被累及为 A 类(表示疾病重度活动)和 / 或 >2 系统被累及达到 B 类者(表示疾病中度活动),或 SLE 疾病活动指数(SLEDAI)≥ 15 分。

狼疮危象:是由广泛急性血管炎所致急剧发生的全身性疾病,是危及生命的重症 SLE,例如急进性狼疮性肾炎、严重的中枢神经系统损害、严重的溶血性贫血、血小板减少性紫癜、粒细胞缺乏症、严重心脏损害、严重狼疮性肺炎或肺出血、严重狼疮性肝炎、严重的血管炎等。

2017 年中国医师协会儿科医师分会血液净化专业委员会组织全国 22 家医院提供了 127 例 SLE 患儿病历资料,PE 63例,平均置换 2.86 次,87.3% 的患儿好转,另有 41 例行 DNA免疫吸附,87.8% 的患儿好转,提示对于儿童重症 SLE,PE 和DNA 免疫吸附均为有效的治疗措施。

基于现有循证医学证据和流行病学调查结果建议重症SLE 患儿行 PE 治疗的适应证:①对危及生命的重症 SLE;②狼疮危象;③对糖皮质激素和免疫抑制剂治疗无效或有应用禁忌者,在基础治疗的基础上,可考虑 PE 治疗。每天或者隔天 1 次,3 次左右,3~5 天后再根据患儿的疾病活动指数、自身抗体滴度等情况,综合分析是否需再次行 PE 治疗。

六、自身免疫性溶血性贫血

其诊断标准包括:①血红蛋白水平达贫血标准。②检测到红细胞自身抗体。③至少符合以下一条:网织红细胞百分比 >4% 或绝对值 >120×10^9/L;结合珠蛋白 <100mg/L;总胆

红素 ≥ 17.1μmol/L（以非结合胆红素升高为主）。

根据红细胞自身抗体的性质将自身免疫性溶血性贫血（autoimmune hemolytic anemia，AIHA）主要分为 3 型：①温抗体型（warm autoimmune hemolytic anemia，WAIHA）；②冷抗体型：包括冷凝集素病（cold agglutinin disease，CAD）及阵发性冷性血红蛋白尿（paroxysmal cold hemoglobinuria，PCH）；③混合型：AIHA 患儿体内既有温抗体，又有冷抗体。

2017 年全国 16 家医院的流行病调查共提供 AIHA 患儿 21 例，其中 WAIHA 12 例，CAD/PCH 1 例，不详 8 例。主要病因为感染（76.2%）及免疫性疾病（14.5%），9.3% 病因不详。治疗频率隔天 1 次或每天 1 次，共 1~5 次，治愈好转率 85.7%。

根据现有循证医学证据及上述结果提出：AIHA 患儿符合以下 3 条中任何 1 条可行 PE 治疗：①免疫抑制剂起效前患儿病情危重；②为提高有缺氧表现的贫血患儿红细胞的输注效果；③糖皮质激素或 / 和利妥昔单抗等免疫抑制剂治疗失败病情危重患儿。用白蛋白、新鲜冷冻血浆、代血浆及晶体液每天或隔天置换 1 次，WAIHA 3~5 次，CAD 2~3 次，直至溶血减少、无需输血或者药物治疗有效。

七、神经系统疾病

1. **急性炎症性脱髓鞘性多发性神经病**　急性炎症性脱髓鞘性多发性神经病（acute inflammatory demyelinating polyneuropathy，AIDP）也称为吉兰 - 巴雷综合征（Guillain-Barré syndrome，GBS），是一种以影响运动和感觉的外周神经表现为特征的急性进行性弛缓性麻痹。目前 GBS 被认为是由于各种神经节苷脂抗体的存在引起的自身免疫性疾病。

推荐 PE 的治疗指征为：①严重累及呼吸和口咽肌肉，此时儿童患者需要机械气支持；或者瘫痪进展迅速，12~24 小时内迅速累及呼吸肌肉。②自主神经功能障碍引起血压及心率变化，影响患儿的血流动力学。

因为自主神经功能障碍可能存在，在 PE 期间可能更容易导致血容量不足。5%~10% 的患儿 PE 或 IVIG 2~3 周后复发，当复发时再次 PE 是有益的。隔天 1 次，10~14 天，一些患儿可能需要的次数更多。

2. **急性播散性脑脊髓炎**　急性播散性脑脊髓炎（acute disseminated encephalomyelitis, ADEM）是呈急性或亚急性发病、伴脑病表现（行为异常或意识障碍），影响中枢神经系统多个区域，且为首次发生的脱髓鞘疾病，多数发生于儿童和青少年。临床主要表现为多灶性神经功能异常，重症患儿表现为：昏迷和去大脑强直发作，脑干及颈段脊髓病变严重时可累及呼吸和 / 或循环，更严重者可表现为急性坏死性出血性脑脊髓炎，又称为急性出血性白质脑炎，起病急骤，病情凶险，死亡率高。

推荐 PE 的治疗指征为：①达到重症标准：昏迷和去大脑强直发作，反复痫性发作；②脑干及颈段脊髓病变严重累及呼吸和 / 或循环；③急性坏死性出血性脑脊髓炎；④表现为双相型或者多时相型且逐渐加重；⑤ GC 和 IVIG 治疗无效者。可用血浆或白蛋白隔天置换 1 次，5~7 次，一些患儿可能需要的次数更多。

3. **重症肌无力**（myasthenia gravis, MG）　儿童 MG 是一种以乙酰胆碱受体（acetylcholine receptors, AChR）抗体介导的、细胞免疫依赖的、补体参与的神经 - 肌肉接头（neuromuscular junction, NMJ）的自身免疫反应性疾病。

推荐 PE 治疗指征：①儿童患者疾病进展累及呼吸系统肌

肉,可以危及生命;②病情短时间内进展较快或者反复发生;③胸腺切除术围手术期;④肌无力危象。可用血浆或白蛋白每天或隔天置换 1 次,5~7 次,一些患儿可能需要的次数更多。

　　尽管 PE 为救治小儿危重症尤其是免疫性疾病带来了福祉,但仍要注意 PE 是一项有创的治疗方法。做 PE 治疗的价格不菲,患儿家庭的经济负担也需纳入考虑。因此,在患儿应用一线药物保守治疗无效或病情危重时谨慎选择 PE,须严格把控应用指征,而不是盲目使用。

(吴玉斌　整理)

附录 2　儿童血液灌流临床应用专家共识

　　血液灌流(hemoperfusion,HP)是将患儿血液从体内引到体外循环系统内,通过灌流器中吸附剂非特异性吸附毒物、药物和代谢产物,达到清除这些物质的一种血液净化治疗方法。与其他血液净化模式组合可形成不同的杂合式血液净化。血液灌流不但对毒物和药物中毒有良好的疗效,而且对许多慢性、顽固性和疑难重症也有一定疗效。为了进一步规范血液灌流在儿童中的临床应用,2016 年中国医师协会儿科医师分会血液净化专业委员会组织全国多中心回顾性调查血液灌流在儿童的应用现状,在现有文献和流行病学调查结果基础上制定本共识,本附录就 HP 在儿童常见疾病的适应证进行阐述,HP 的具体操作见第三章第七节。

一、血液灌流原理

　　HP 的基本原理是吸附。灌流柱由吸附剂和包裹材料构成,吸附剂有树脂和活性炭,有吸附液体中溶解物质及胶体物质的能力。根据吸附剂表面与被吸附物之间作用力的性质可以将吸附分为物理吸附、化学吸附两种基本类型。如果吸附剂与被吸附物质之间是通过分子间作用力(即范德华力)而产生吸附,称为物理吸附。如果吸附剂与被吸附物质之间产生化学作用,发生电子的转移、交换或共有,生成化学键引起吸附,称为化学吸附。物理吸附和化学吸附并非不相容,随着条件的变化可以相伴发生,但在一个系统中,某一种吸附可能是主要的。

吸附树脂是一类人工合成的、具有大孔结构的有机高分子共聚体。其具有多孔性结构和筛选性,又通过表面吸附、表面电性或形成氢键而具有吸附性。树脂一般吸附中分子。目前主要是中性大孔吸附树脂,吸附能力主要取决于三维网状结构的分子筛作用和树脂分子基团的电荷引力以及亲脂疏水特性。树脂吸附能力不受材料本身的影响,仅受材料表面包裹层孔径的制约。

活性炭吸附作用产生于两个方面,一是由于活性炭内部分子在各个方向都受着同等大小的力,而在表面的分子则受到不平衡的力,这就使其他分子吸附于其表面上,即物理吸附;二是由于活性炭与被吸附物质之间的化学作用,即化学吸附。活性炭的吸附是上述两种吸附综合作用的结果。活性炭主要应用于吸附各种内源性和外源性的有害物质,如肌酐、尿素、酚类、脂肪酸、中分子物质、胆红素、安眠药、农药等。

影响吸附速度和吸附量的因素包括:被吸附物质的浓度、颗粒大小和结构,以及吸附剂比表面积、孔隙大小和结构等。

二、HP 在儿科临床中的应用

1. **急性中毒**　急性中毒是儿科较常见的一种急危重症,病死率较高,是导致 1~14 岁儿童死亡的重要原因之一。其治疗原则是:①立即终止接触毒物。②清除进入体内尚未吸收或已被吸收的毒物:催吐、洗胃、导泻、利尿,促使毒物排出;使用血液净化技术清除已经进入血液循环中的毒物。③选用特效解毒药物。④对症与支持治疗:积极纠正水、电解质及酸碱平衡紊乱;对有肝损害者给予保肝支持治疗;糖皮质激素对急性溶血、中毒性脑炎、严重的肝损害、中毒性心肌炎等有一定治疗作用;出血明显者,宜输注新鲜血或血浆、补充必需的凝血因子;有精神症状或有惊厥者,应予以镇静或抗惊厥治疗。

急性中毒接受 HP 治疗的时机,一般认为,接触毒物 4~6 小时内应尽早进行 HP。在临床实际应用中,中毒后 24 小时内,也应及时进行血液净化。中毒 > 24~48 小时,因为血液中还残留,临床一般还是建议采用。在治疗同时进行毒物鉴定,及时调整抢救方案。

急性中毒的血液净化模式有血液透析(hemodialysis,HD)、血液滤过(hemofiltration,HF)、连续性肾脏代替治疗(continuous renal replacement therapy,CRRT)、HP、血浆置换(plasma exchange,PE)及腹膜透析(peritoneal dialysis,PD)等。在我国,HP 是目前抢救重度中毒时首选的血液净化模式,主要用于蛋白结合率高,高脂溶性和大、中相对分子量的毒物。HP 联合 HD 或 CRRT 可增加对毒物的清除,适用于混合性药物中毒,尤其是中毒伴急性肾损伤、严重水电解质和酸碱失衡或原有肝肾基础疾病和功能不全者。PE 也是常用的模式,不仅可以对体内的小、中、大分子蛋白及免疫复合物等大分子物质进行清除,也可适用于清除与血浆蛋白结合率高,不易被HD 或 HP 清除的毒物。HP 联合 PE 对于某些蛋白结合率高的毒物清除可达到更好的效果。CRRT 主要适用于循环不稳定、无法耐受其他间歇性血液净化技术或需要大量超滤水分的中毒患儿,但单纯 CRRT 对毒物的清除率并不高,常与 HP 或 PE 等其他血液净化方式联合使用,其联合应用已成为现阶段重度急性中毒患儿抢救的重要方式之一。

(1) 药物中毒:目前已知 HP 可以清除的药物包括:巴比妥、去氧苯巴比妥、氨甲丙二酯、甲喹酮、苯乙哌啶酮、乙氯维诺、苯妥英、茶碱、丙吡胺、氯霉素、卡马西平、丙戊酸钠、普鲁卡因胺 +N- 乙酰普鲁卡因胺、咖啡因、水合氯醛、氨苯酚、甲氨蝶呤、保泰松等。除了地高辛等少数药物外,绝大部分药物无特异性的解毒剂,只能通过对症支持治疗及加速药物清除来减轻中毒程度和 / 或缩短病程。

对于药物中毒剂量较大、中毒症状明显者,建议尽早进行 HP,最好在中毒 4~6 小时之内开始,尤其是对于合并意识障碍、多器官功能障碍者。目前,对于儿童药物中毒没有统一的 HP 治疗次数和持续时间推荐。流行病学调查结果显示患儿在 HP 治疗 2~4 次后症状明显缓解,根据现有文献和流行病学调查结果,建议 HP 治疗 2~4 次、每次持续 2~3 小时。对于药物中毒伴急性肾衰竭者,建议采用 HP+HD 或 HP+CRRT 联合治疗;对于药物中毒伴凝血功能障碍者,可采用 HP 联合 PE 序贯治疗;对于药物中毒伴多脏器功能障碍者,可采用 HP+CRRT 联合治疗或 HP+PE+CRRT 联合治疗。

(2) 化学毒物中毒:

1) 有机磷农药中毒:急性有机磷中毒是我国最常见的农药中毒。有机磷主要经过胃肠道、呼吸道、皮肤或黏膜吸收并迅速分布。中毒机制为通过抑制体内胆碱酯酶活性,使其分解乙酰胆碱能力丧失,引起体内生理效应部位乙酰胆碱大量蓄积,过度兴奋胆碱能神经,使机体出现急性中毒现象,表现为瞳孔缩小、肌纤维震颤、呼吸困难、心率缓慢和大小便失禁等毒蕈碱样、烟碱样中毒症状、中枢神经系统症状和局部损害,严重的患儿常死于呼吸衰竭。

胆碱酯酶复能剂辅以适量的抗胆碱药是有机磷农药中毒的救治原则。阿托品是常见的抗胆碱药。特效解毒药主要为碘解磷定。HP是首选的血液净化方式。对于重度中毒患儿,在阿托品及胆碱酯酶复能剂等常规疗法基础上,应尽早进行HP,中毒6小时内为最佳时间;对于病情严重、有反复倾向或者出现中间综合征的患儿,可每隔12~24小时重复1次,直至症状缓解,具体需要根据病情和胆碱酯酶监测结果来确定,防止"中毒反跳"。急性中毒合并有肾衰竭、水电解质和酸碱失衡时,可采用HP联合HD。对重症有机磷农药中毒合并严重并发症者,如肺水肿,急性肝、肾衰竭及酸碱失衡,可考虑联合或序贯CBP,也可考虑PE联合CBP。对于HP联合PD,目前尚缺乏有效的证据支持。

2)百草枯中毒:急性百草枯中毒是指短时间接触较大剂量或高浓度百草枯后出现的以急性肺损伤为主、伴有严重肝肾损伤的全身中毒性疾病。口服中毒患儿多伴有消化道损伤,重症患儿多死于呼吸衰竭或多脏器功能衰竭。儿童百草枯中毒主要是将百草枯药液当作饮料误服所致。血液百草枯浓度精确定量超过0.5μg/ml或尿液快速半定量检测百草枯浓度超过30μg/ml提示病情严重;血液百草枯浓度精确定量超过1.0μg/ml或尿液快速半定量检测百草枯浓度超过100μg/ml提示预后不良。

目前尚无特效解毒药。HP是治疗百草枯中毒的首选血液净化方式。

关于中毒后每天治疗次数尚无统一标准。百草枯中毒后应早期、多次灌流,百草枯中毒后2~4小时内行HP治疗较好,尽早进行HP治疗可有效降低中毒患儿的病死率,可根据血液毒物浓度或口服量决定 1 次使用 1 个或多个血液灌流器,治疗频率为 1~2 次 /d,时间为 2~5 小时。对于成人提出 3-2-1-1(第一天 3 次,第二天 2 次,第三天 1 次,第四天 1 次)方案治疗百草枯中毒,并推荐 6 小时内早期干预,超过 24 小时也应进行 HP。本次流行病学调查共收集百草枯中毒 119 例,86 例采用单纯 HP 治疗,33 例采用 HP + HD 或 HP+CRRT 等联合治疗,92% 患儿经 HP 治疗后好转。对于中重度中毒,推荐 HP 序贯联合连续性静脉 - 静脉血液滤过(continuous veno-venous hemofiltration, CVVH),合并急性肾损伤的患儿可联合 HD 或 CRRT 治疗。

3)毒鼠强中毒:毒鼠强化学名为四亚甲基二砜四胺,为神经毒性灭鼠剂,进入人、畜体内后可引起严重毒性作用,儿童一般因为误服受污染的食物而中毒。毒鼠强可使人体在急性中毒后数分钟至 30 分钟内发病,可迅速阻断 γ- 氨基丁酸(GABA)受体,而该受体对脊椎动物中枢神经系统有强而广泛的抑制作用。一旦 GABA 受体被阻断,临床主要表现为精神神经症状,如抽搐、惊厥、昏迷,若不及时抢救,病死率极高。

药物治疗目前有报道大剂量 γ- 氨基丁酸、二巯基丙磺酸钠和维生素 B_6 对毒鼠强中毒治疗有一定的作用。HP 是目前唯一证实能有效清除毒鼠强的方法。口服毒鼠强中毒后应在 2~4 小时内开始 HP,中毒即使已达 48 小时,HP 疗效仍然可靠。目前主张对中、重度毒鼠强中毒应早期、反复 HP 治疗。临床研究证实一次 HP 治疗后 24 小时血液中毒鼠强浓度再次明显升高,间隔时间宜较高峰时间提早,一般 8~24 小时重复 1 次,治疗需要 2~3 次甚至更多次。

(3)生物毒素中毒:

1)毒蛇咬伤:我国已知的毒蛇近 50 种,有剧毒的毒蛇约 10 余种。毒蛇咬伤多发生于夏秋季。进入人体的毒液,经淋巴和血液循环分布到全身各组织,主要在肝脏代谢分解,以肾脏排泄为主,部分由肝脏排泄。不同种类毒蛇咬伤后可出现不同的临床表现,可累及呼吸、循环、神经等系统。

毒蛇咬伤后,应迅速排毒并阻止毒液的吸收和扩散。抗蛇毒血清已广泛用于临床,对同种毒蛇咬伤效果良好。毒蛇咬伤后血液循环中的游离蛇毒和非特异性结合的蛇毒均可被活性炭或合成树脂吸附,HP 为首选血液净化模式。本次流行病学调查共收集毒蛇咬伤 20 例,HP 8 例,PE 5 例,HP+PE 3 例,PE+CRRT 4 例,结果显示毒蛇咬伤应根据病情选择不同的血液净化模式。因毒蛇咬伤引起炎症反应综合征而致多器官功能衰竭者,可给予 CBP。

2)蜂蜇伤:蜂毒主要含有肽类、生物胺类等物质,其中包含有 50 多种生物活性物质。蜂蜇伤是蜂尾毒针蜇伤人体皮肤,蜂刺内的毒素主要为组胺、蛋白质和蚁酸,注入人体后引起局部或全身反应。被少数蜂蜇,一般无全身症状。若为蜂群或黄蜂蜇伤,因毒素作用可引起血管内溶血、过敏反应产生大面积肿胀,偶可引起组织坏死,重者出现恶心、无力、发热等全身症状,常导致人体多脏器功能损害,可表现为血管内溶血、横纹肌溶解、急性肾损伤、肝损害、神经系统损害等。

蜂蜇伤无特异性治疗,可采用多种血液净化治疗。对于重症蜂蜇伤,应早期给予 HP,多数联合 CRRT,可迅速吸附蜂毒,清除炎症因子,防止溶血和多器官损伤。

3)毒蕈中毒:毒蕈俗称毒蘑菇,毒蕈中毒临床表现复杂多样,病情重,变化快,病死率高,多为群体发病。根据临床表现,毒蕈中毒大致分为四型:胃肠型、神经精神型、溶血型、中毒性肝炎型,各型间可相互重叠。

由于毒蕈中毒没有特异性解毒药,血液净化是治疗毒蕈中毒的有效手段,HP 通过吸附作用可以快速有效吸附毒素,阻断毒蕈毒素的脏器毒性。因此,可以早期进行 HP,3~6 小时内最佳。每次 HP 的时间以 2~4 小时为宜,间隔 12~24 小时进行 1 次,总次数以 3~5 次为宜。

如果患儿存在急性肾损伤、电解质紊乱、代谢性酸中毒等内环境失衡,可以选择 HD 或 CVVH 联合 HP。对于伴随肝肾损害和溶血患儿,还可以选择 PE 或者 HP+PE。对于严重毒蕈中毒伴多脏器功能损害者,连续性的联合血液净化治疗是最佳选择。

2. **过敏性紫癜**　过敏性紫癜(Henoch-Schonlein purpura,HSP)是儿童时期常见的与免疫紊乱相关的一种系统性小血管炎,重症病例可能出现严重并发症,如消化道大量出血、肠梗阻及肠穿孔、肠套叠等,发生率为 1%~5%;少数患儿也会出现严重的神经系统损害及胰腺炎等。这类危重 HSP 患儿处于"炎症因子风暴期",药物治疗在于抑制炎症因子的产生,血液净化能迅速清除已产生的炎症因子。迄今为止,HP 治疗重症 HSP 尚存在争议,需要严格把握指征,防止滥用。鉴于本次流行病学调查结果:18 家医院提供 588 例重症 HSP 病例,均在常规治疗基础上采用 HP 治疗,治愈 + 好转共 574 例(97.62%),表明 HP 能有效治疗重症 HSP。结合我国临床实际情况,提出在常规治疗无效的情况下,符合以下条件之一可进行 HP:①皮疹伴有较为严重的腹痛和 / 或消化道出血;②严重的血管神经水肿或严重血管炎造成肢体坏死;③严重神经系统损害、肺出血或重症胰腺炎等重要器官受累表现。鉴于本次流行病学调查结果显示 87% 的重症 HSP 患儿经 3 次或 3 次以上治疗后临床症状明显缓解,推荐一般采用 3 次左右,视病情增减。

3. **系统性红斑狼疮**　系统性红斑狼疮(systemic lupus

erythematosus, SLE)是一种可以累及多系统的慢性自身免疫性疾病,其发病机制主要是大量的致病性自身抗体及免疫复合物引起的组织损伤。DNA 免疫吸附是特异性地吸附 SLE 患者的自身抗体(目前国内儿童尚未应用其他免疫吸附柱)。

2017 年中国医师协会儿科医师分会儿童血液净化专业委员会对国内 22 家医院的流行病学调查结果显示,有效病例 127 例中有 41 例患儿在药物治疗的基础上应用 DNA 免疫吸附治疗 106 次,平均吸附 2.59 次,DNA 免疫吸附治疗后 SLEDAI、ANA 滴度、抗 ds-DNA 抗体、免疫球蛋白明显下降,补体回升,提示 DNA 免疫吸附在减轻"免疫风暴"上有一定疗效。结合目前的文献、临床实践、流行病学调查结果及我国儿童血液净化共识专家组的多次研讨,推荐开始行免疫吸附的指征:当 SLE 患儿出现如下表现时:①危及生命的重症 SLE;②狼疮危象;③自身抗体高滴度的重症活动性狼疮;④对糖皮质激素或 / 及免疫抑制剂治疗无效或有应用禁忌者,在基础治疗的基础上,可考虑免疫吸附治疗。推荐每 2~3 天 1 次,根据病情及活动性,一般进行 3 次左右。一般在病情稳定、活动性明显下降时即可停止,多为 3~5 次。

需指出,免疫吸附只是暂时性清除自身抗体及免疫复合物,故作为二线治疗,需同时应用激素及免疫抑制剂减少致病性自身抗体生成,防止疾病的反复。

三、血液灌流的禁忌证

1. **绝对禁忌证**　对灌流器及相关材料过敏者。

2. **相对禁忌证**　①重要脏器(颅内、心包或肺等)有严重活动性出血或有全身出血倾向以及应用抗凝药物禁忌;②经积极扩容、升压药应用及全身辅助支持治疗,患儿仍低血压;

③有严重的贫血、周围循环衰竭、严重心肺功能不全、严重全身感染；④严重的血小板减少[血小板小于$(30\sim50)\times10^9/L$]或有严重白细胞减少。

血液灌流设备可采用专业血液灌流机、常规 HD 机或床旁 CBP 装置等外源性辅助动力系统。如果病情需要与 HD 或 CBP 装置联合治疗时，灌流器应置于透析器或滤过器前，可避免透析或滤过后血液浓缩而发生灌流器堵塞。

本共识是在现有证据，结合流行病学调查结果和临床经验的基础上撰写而成的，尽管经过儿童血液净化专家组多次讨论和互审修改，也难免有疏漏和不足。对于仍有争议的问题，需要进一步的 RCT 研究证实。随着血液净化技术的不断进步、临床实践经验的丰富，共识将逐步更新和完善。

（吴玉斌　周萍　整理）

附录 3　儿童年龄、身高对应的血压标准

中国 3~17 岁男孩、女孩年龄及身高对应的血压标准见附表 3-1、3-2。

附表 3-1　中国 3~17 岁男孩年龄、身高对应的血压标准

年龄/岁	身高百分位数值	身高范围/cm	收缩压/mmHg				舒张压/mmHg			
			50th	90th	95th	99th	50th	90th	95th	99th
3	P5	<96	88	99	102	108	54	62	65	72
	P50	101~103	90	102	105	112	54	63	66	73
	P95	≥109	93	105	108	115	55	63	66	73

续表

年龄/岁	身高百分位数值	身高范围/cm	收缩压/mmHg				舒张压/mmHg			
			50th	90th	95th	99th	50th	90th	95th	99th
4	P5	<102	89	101	104	111	55	64	67	74
	P50	108~110	92	104	108	114	56	64	67	74
	P95	≥117	95	107	111	117	56	65	68	75
5	P5	<109	92	104	107	114	56	65	68	75
	P50	114~117	94	106	110	117	57	65	69	76
	P95	≥124	97	110	113	120	58	67	70	77
6	P5	<114	93	105	109	115	57	66	69	76
	P50	120~123	96	108	112	119	58	67	70	78
	P95	≥130	99	112	116	123	60	69	73	80
7	P5	<118	94	106	110	117	58	67	70	77
	P50	124~127	97	110	113	120	59	68	72	79
	P95	≥136	100	114	117	125	62	71	74	82
8	P5	<121	95	108	111	118	59	68	71	78
	P50	128~132	98	111	115	122	61	70	73	81
	P95	≥140	102	115	119	127	63	73	76	84
9	P5	<125	96	109	112	119	60	69	72	80
	P50	133~137	99	113	117	124	62	72	75	83
	P95	≥146	103	117	121	129	64	74	77	85
10	P5	<130	97	110	114	121	61	70	74	81
	P50	138~142	101	115	119	126	63	73	77	85
	P95	≥152	105	119	123	131	64	74	77	86

续表

年龄/岁	身高百分位数值	身高范围/cm	收缩压/mmHg				舒张压/mmHg			
			50th	90th	95th	99th	50th	90th	95th	99th
11	P5	<134	98	111	115	122	62	72	75	83
	P50	143~148	102	116	120	128	64	74	78	86
	P95	≥158	106	121	125	133	64	74	78	86
12	P5	<140	100	113	117	125	64	73	77	85
	P50	150~155	104	119	123	131	65	75	78	86
	P95	≥165	108	124	128	136	65	75	78	87
13	P5	<147	102	116	120	128	65	75	78	86
	P50	157~162	106	121	125	133	65	75	79	87
	P95	≥172	110	126	130	139	66	76	79	88
14	P5	<154	103	118	122	130	65	75	79	87
	P50	163~167	108	123	128	136	65	75	79	87
	P95	≥177	112	128	133	141	67	77	80	89
15	P5	<158	105	120	124	132	65	76	79	87
	P50	167~170	109	124	128	137	66	76	80	88
	P95	≥179	113	129	133	142	67	77	81	90
16	P5	<161	105	121	125	133	66	76	79	88
	P50	169~172	109	125	129	138	66	76	80	88
	P95	≥180	113	129	134	142	67	78	81	90
17	P5	<163	106	121	126	134	66	76	80	88
	P50	170~173	109	125	130	138	67	77	80	89
	P95	≥181	113	129	134	143	68	78	82	90

注:摘自《中国高血压防治指南》修订委员会.中国高血压防治指南 2018 年修订版[J].心脑血管病防治,2019,019(001):1-44.

附表 3-2　中国 3~17 岁女孩年龄、身高对应的血压标准

年龄/岁	身高百分位值	身高范围/cm	收缩压 /mmHg				舒张压 /mmHg			
			50th	90th	95th	99th	50th	90th	95th	99th
3	P5	<95	87	99	102	108	55	63	67	74
	P50	100~102	89	101	104	111	55	64	67	74
	P95	≥108	91	103	107	113	56	64	67	75
4	P5	<101	89	101	105	111	56	64	67	75
	P50	107~109	91	103	107	113	56	64	67	75
	P95	≥115	93	105	109	115	56	65	68	76
5	P5	<108	91	103	106	113	56	65	68	76
	P50	113~116	93	105	109	115	57	65	68	76
	P95	≥123	95	108	111	118	58	67	70	78
6	P3	<113	92	104	108	115	57	65	69	76
	P50	119~121	94	107	110	117	58	67	70	78
	P95	≥129	97	110	114	121	59	69	72	80
7	P5	<116	93	105	109	115	57	66	69	77
	P50	123~126	95	108	112	119	59	68	71	79
	P95	≥134	98	112	115	122	61	70	73	82
8	P5	<120	94	106	110	116	58	67	70	78
	P50	127~131	96	109	113	120	60	69	72	80
	P95	≥139	100	113	117	124	62	71	75	83

续表

年龄/岁	身高百分位值	身高范围/cm	收缩压/mmHg				舒张压/mmHg			
			50th	90th	95th	99th	50th	90th	95th	99th
9	P5	<124	95	108	111	118	59	68	71	79
	P50	133~136	98	111	115	122	61	71	74	82
	P95	≥146	102	115	119	126	63	73	76	85
10	P5	<130	96	109	113	120	60	69	73	81
	P50	139~143	100	113	117	124	63	72	76	84
	P95	≥152	103	117	121	129	64	73	77	86
11	P5	<136	98	112	115	122	62	71	75	83
	P50	145~149	102	116	120	127	64	73	77	86
	P95	≥158	104	118	122	130	64	74	77	86
12	P5	<142	100	113	117	124	63	73	76	85
	P50	151~154	103	117	121	129	64	74	78	86
	P95	≥163	105	119	123	131	64	74	78	87
13	P5	<147	101	115	119	126	64	74	77	86
	P50	154~157	104	118	122	129	65	74	78	87
	P95	≥165	105	119	123	131	65	75	78	87
14	P5	<149	102	116	120	127	65	74	78	87
	P50	156~159	104	118	122	130	65	75	78	87
	P95	≥167	106	120	124	131	65	75	79	88
15	P5	<151	103	116	120	128	65	75	79	87
	P50	157~160	105	119	123	130	65	75	79	88
	P95	≥167	106	120	124	131	65	75	79	88

续表

年龄/岁	身高百分位值	身高范围/cm	收缩压/mmHg				舒张压/mmHg			
			50th	90th	95th	99th	50th	90th	95th	99th
16	P5	<151	103	117	121	128	65	75	79	88
	P50	158~160	105	119	123	130	65	75	79	88
	P95	≥168	106	120	124	132	66	76	79	88
17	P5	<152	103	117	121	129	66	76	79	88
	P50	158~161	105	119	123	130	66	76	80	89
	P95	≥168	106	120	124	132	66	76	80	89

注:摘自《中国高血压防治指南》修订委员会.中国高血压防治指南2018年修订版[J].心脑血管病防治,2019,019(001):1-44.

附录4　血液透析流程图

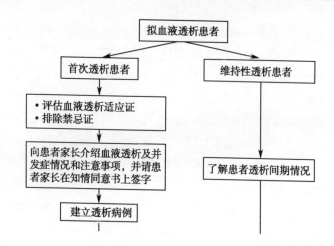

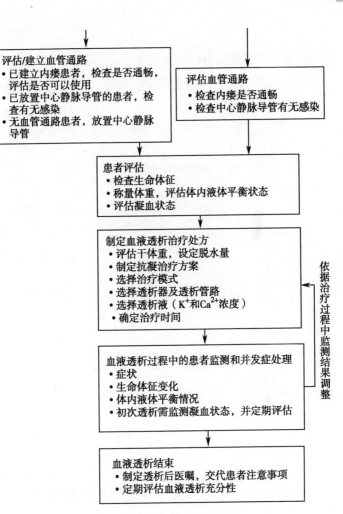

附图 4-1 血液透析流程图

附录 5 无隧道无涤纶套中心静脉导管置管的标准操作流程图

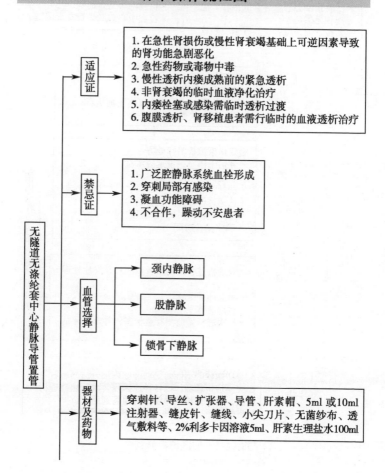

适应证
1. 在急性肾损伤或慢性肾衰竭基础上可逆因素导致的肾功能急剧恶化
2. 急性药物或毒物中毒
3. 慢性透析内瘘成熟前的紧急透析
4. 非肾衰竭的临时血液净化治疗
5. 内瘘栓塞或感染需临时透析过渡
6. 腹膜透析、肾移植患者需行临时的血液透析治疗

禁忌证
1. 广泛腔静脉系统血栓形成
2. 穿刺局部有感染
3. 凝血功能障碍
4. 不合作，躁动不安患者

血管选择
- 颈内静脉
- 股静脉
- 锁骨下静脉

器材及药物
穿刺针、导丝、扩张器、导管、肝素帽、5ml 或 10ml 注射器、缝皮针、缝线、小尖刀片、无菌纱布、透气敷料等、2%利多卡因溶液5ml、肝素生理盐水100ml

无隧道无涤纶套中心静脉导管置管

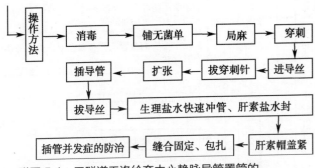

附图 5-1　无隧道无涤纶套中心静脉导管置管的
标准操作流程图

附录 6　带隧道带涤纶套中心静脉导管置管的
标准操作流程图

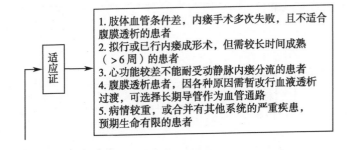

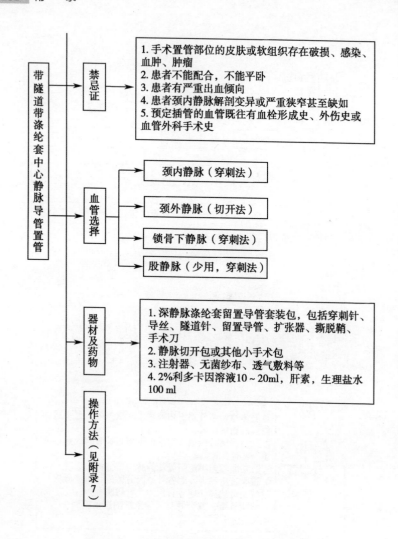

附图 6-1 带隧道带涤纶套中心静脉导管置管的
标准操作流程图

附录7　带隧道带涤纶套中心静脉导管
顺行静脉置管的操作流程图

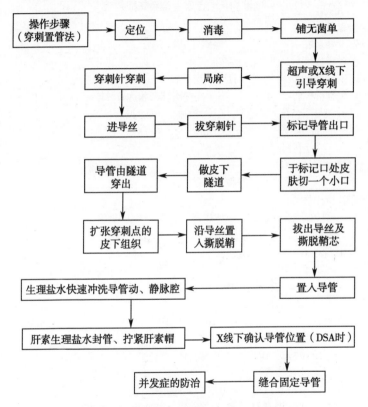

附图 7-1　带隧道带涤纶套中心静脉导管顺行
静脉置管的操作流程图

附录8　血液净化治疗患者传染病报告表单

血液净化治疗患者传染病报告表

一、基本信息

患者姓名：_____　性别：□男／□女　　医院：_____

患者身份证号：□□□□□□□□□□□□□□□□□□

出生日期：___年__月__日　　家长姓名：_____　家长手机：_____

首次透析日期：___年___月___日　当前医院开始透析日期：____年___月___日

透析器复用情况：(是□／否□)　输血史：(是□／否□)

现住址(详填)：_____省_____市_____县(区)_____乡(镇、街道)____村_____(门牌号)

户籍地址(详填)：_____省_____市_____县(区)_____乡(镇、街道)_____村_____(门牌号)

二、传染病类型

1. 乙型病毒性肝炎　2. 丙型病毒性肝炎　3. HIV感染

4. 梅毒　　　　　　5. 结核病　　　　　　6. 疱疹性咽颊炎／手足口病

7. 其他

三、实验室及辅助检查

1. 乙肝病毒标记物检查：HBsAg +/–，HBsAb +/–，HBcAb +/–，HBeAg +/–，HBeAb +/–，HBV DNA_____拷贝/ml。

2. 丙肝病毒标记物检查：抗-HCV +/–，HCV RNA_____拷贝/ml。

3. 肝功能检测：ALT_____U/L，AST_____U/L。

4. HIV抗体检测：HIV抗体筛查试验 +/–，HIV抗体确证试验 +/–。

5. 梅毒血清血检查：TRUST +/–，TPPA +/–，TRUST滴度_____。

6. 结核感染检查：TST +/–，IGRA(T-Spot +/–，或 QFT-G +/–)，痰涂片 +/–，痰培养 +/–，其他体液检查_____ +/–，组织学检查_____ +/–，影像学检查_____。

7. 其他：_____。

诊断日期：____年____月____日　　　　　填表医师：_____

附录9　门诊血液透析治疗病历首页

门诊血液透析治疗病历

首次治疗日期:_____医保卡号:_____住院号:_____透析号:_____
诊断:_____
合并症或并发症:_____

姓名:_____　性别:男　　女
身份证号:_____
现住址(详填):_____省_____市_____县(区)_____乡(镇、街
道)_____村(门牌号)_____
邮编:_____
户口地址(详填):_____省_____市_____县(区)_____乡
(镇、街道)_____村(门牌号)_____
邮编:_____
座机:_____手机:_____E-mail:_____@_____
工作单位:_____地址:_____省(市)_____路_____号

干体重		血管通路		抗凝剂	
日期	体重/kg	日期	名称	日期	种类

传染病登记	日期	名称	肿瘤登记	日期	名称	过敏反应	日期	药物名称

血液透析治疗方案调整

治疗频率	调整日期	治疗方式	调整日期	透析液钙浓度	调整日期
每周 1 次		单纯 HD			
每周 2 次		HD+HDF			
每周 3 次		HD+HF			
其他（　）					

儿童血液透析(滤过)治疗记录单

透析前情况

治疗日期:____年____月____日　病情评估:_____

T:____℃;P:____次/min;R:____次/min;BP:____/____mmHg

治疗时间:_____小时;血液量:_____ml/min

干体重____kg;透前体重____kg;体重增加____kg;超滤总量____ml;置换量____ml

治疗模式:HD　HDF　HF　UF　其他_____透析(滤)器_____透析机_____

透析液成分:钠____mmol/L;钙____mmol/L;碳酸氢根____mmol/L;流量____ml/min

肝素/低分子量肝素(类型_____)首剂_____;追加____;总量____

续表

治疗记录										
时间	血流量/ (ml· min⁻¹)	静脉压/ mmHg	置换液速度/ (ml· h⁻¹)	超滤率/ (ml· h⁻¹)	超滤量/ml	心率/ (次· min⁻¹)	呼吸/ (次· min⁻¹)	血压/ mmHg	症状及体征	处理及医嘱

透析后情况

实际治疗时间_____小时；实际超滤总量_____ml；透后体重____kg；
体重下降_____kg

T_____℃；P_____次/min；HR_____次/min；BP____/____mmHg

治疗小结：_____

_____

穿刺护士：_____　　治疗护士：_____　　医师：_____

附录 10　血液透析(滤过)记录表单

儿童血液净化记录表

透析号:____病历号:_____第__次　科室:_____　____年__月__日

姓名:_____　　性别:男　女　　年龄:__岁__月　　诊断:_____

治疗方式	HD / IA / HDF/ HP/ IUF/ TPE/ 治疗时间:　小时
入/除水量	治疗前体重__kg;治疗后体重__kg;实际除水量:饮水__ml;饮食__ml;冲管__ml;输液__ml
设备耗材	机器号:__;机器型号:__;透析器型号:__;透析管路型号:__
血管通路	颈内静脉/股静脉(左/右);导管型号:__;周围皮肤(正常/发红/渗出);内瘘:__;穿刺针__G;通畅　/不畅;处理:__
透析液	流速:__ml/min;温度__℃;钾__;钙__;钠__;HCO$_3$__
置换液	流速:　ml/min;置换方式(前/后);总液量:__;处方:__
液体出入	总超滤量:__;超滤曲线:__;回血量:__
抗凝	低分子量肝素:__U/无肝素/肝素钠(首剂__mg;维持__mg/h;应用时间__h)
目前用药	促红素:__U,皮下注射
目前病情	前一日入量/出量,血压__;水肿(-/+/++/+++);心脏正常/扩大

续表

时间	血压	HR	体温	血流量	静脉压	动脉压	跨膜压	超滤量	置换量	病情及处理	操作员	核对者
开始												

滤器凝血情况	0 /1 /2 /3 级			机器运转情况		正常 / 不正常　描述:						

化验	K	Na	CO_2	OSM	BUN	Cr	GLU	Ca	A	ALB	WBC	Hb	Hct	Plt	PTH
前															
后															

治疗记录:

医师签名: _____

备注:

附录 11　常用知情同意书

（一）深静脉、中心静脉、动静脉置管术知情同意书

深静脉、中心静脉、动静脉置管术知情同意书

姓名：　　　性别：　　　　年龄：　　　病案号：

一、临床目前诊断：_____

二、静脉置管名称：深静脉和中心静脉置管术　□桡动脉　□股静脉　□颈内静脉　□其他

三、中心静脉置管目的：建立血管通路进行。

□血液净化治疗

□连续肾脏替代治疗

□保证长期化疗可以顺利进行

□不能进食，需要长期输入营养液

□需要反复输血或血制品

□危重患者抢救时

□减少反复经外周静脉穿刺引起的痛苦

□血流动力学监测

□其他

四、静脉置管可能出现的并发症、风险

1. 术中、术后局部出血、血肿。出血量大时可出现休克甚至危及生命。颈内静脉置管术误伤颈动脉导致的大血肿可以压迫气管引起窒息。可引起气胸、血气胸及纵隔血肿。

2. 插管过程中可能出现心脏压塞、心律失常，甚至猝死。

3. 术中误伤神经组织。引起同侧肢体感觉、运动功能障碍。组织损伤。

---

4. 可能出现空气栓塞、深静脉血栓形成,严重者危及生命。

5. 穿刺部位软组织感染。严重者可出现全身败血症。

6. 导管留置过程中出现管腔内血栓形成,导致出血不畅或完全闭塞,不能继续使用。

7. 穿刺失败,或需要更换穿刺部位。

8. 麻醉药物过敏、麻醉意外。

9. 导管脱落、断裂、异位。

10. 其他。

此项操作的成功与否与患儿的静脉状况有直接关系。若穿刺不成功,家长仍需支付导管费。

五、出现上述各种并发症的治疗对策

在进行此项操作时,我们会按照医疗操作规则认真准备,仔细观察和操作,最大限度地避免所述并发症的发生。

上述并发症出现后,我们会立即采取相应措施进行对症处理,对危及生命的并发症处理的同时向家属紧急征求意见。来不及征求家属意见时,将先予紧急输血、深静脉置管、心肺复苏、电除颤等抢救生命的措施,希望得到家属的理解、同意。

医师签名_____　签字日期:　　年　月　日　时

六、家长 / 监护人 / 委托人意见

我对知情同意书中的内容有了全面了解,并完全理解上述提及的_____条可能发生的并发症及风险性,对于我的问题,医师已给予我充分的解释,我已获得了静脉置管术的相关信息。

我_____为_____实施静脉、动脉置管术。

(同意 / 不同意)(患儿姓名)

签名_____,与患儿的关系_____。

签字日期:_____年___月___日

（二）血液透析（滤过）治疗知情同意书

血液透析（滤过）治疗知情同意书

姓名_____；性别_____；年龄____岁；门诊（住院）号_____

诊断_____；血管通路情况_____

一、血液透析（滤过）能有效清除身体内过多的水分和毒素，是治疗急性和慢性肾衰竭等疾病的有效方法。

二、血液透析（滤过）治疗时，首先需要将患者血液引到体外，然后通过透析或滤过等方法清除水分和毒素，经处理后的血液再回到患者体内。

三、为了有效引出血液，治疗前需要建立血管通路（动静脉内瘘或深静脉插管）。

四、为防止血液在体外管路和透析器发生凝固，一般需要在透析前和透析过程中注射肝素等抗凝药物。

五、血液透析过程中和治疗期间存在下列医疗风险，可能造成严重后果，甚至危及生命：

1. 低血压，心力衰竭，心肌梗死，心律失常，脑血管意外。

2. 空气栓塞。

3. 过敏反应。

4. 透析失衡和电解质酸碱平衡紊乱。

5. 溶血、出血。

6. 发热和感染等。

7. 肝功能异常等。

8. 病毒性肝炎等传染病。

9. 其他。

患者或其家属已接受医疗风险的告知，并要求接受血液透析（滤过）治疗。

患者签名_____

患者家属签名_____

家属与患者关系_____　　告知医师签名_____

日期_____年____月____日　　日期_____年____月____日

(三) 血液灌流治疗知情同意书

血液灌流治疗知情同意书

姓名_____;性别_____;年龄____岁;门诊(住院)号_____

诊断_____;血管通路情况_____

一、血液灌流是将患者血液引入装有吸附剂的灌流器中,通过吸附剂的吸附作用,清除外源性或内源性毒素,将净化了的血液回输体内的一种血液净化方法。

二、血液灌流的适应证:主要用于各种毒物、药物中毒,重症过敏性紫癜、重症系统性红斑狼疮、重症药物过敏性皮炎、尿毒症神经病变、尿毒症心包炎、急性肝性脑病、牛皮癣、黄疸及其他炎性介质和细胞因子导致的免疫性疾病与危重症。

三、为了有效引出血液,治疗前需要建立血管通路(动静脉内瘘或深静脉插管)。

四、为防止血液在体外管路和透析器发生凝固,一般需要在透析前和透析过程中注射肝素等抗凝药物。

五、血液灌流过程中和治疗期间存在下列医疗风险,可能造成严重后果,甚至危及生命:

1. 麻醉意外。

2. 低血压,心力衰竭,心律失常,脑血管意外。

3. 过敏反应。

4. 空气栓塞。

5. 溶血、出血。

6. 发热和感染等。

7. 病毒性肝炎等传染病。

8. 其他。

患者或其家属已接受医疗风险的告知,并要求接受血液灌流(免疫吸附)治疗。

患者签名_____

患者家属签名_____

家属与患者关系_____　　告知医师签名_____

日期_____年___月___日　　日期_____年___月___日

(四) 血浆置换治疗知情同意书

血浆置换治疗知情同意书

姓名_____;性别_____;年龄____岁;门诊(住院)号_____

诊断_____;血管通路情况_____

一、血浆置换是通过置换原理,弃掉部分含有致病因子的血浆,同时补充新鲜冷冻血浆或人血白蛋白等物质的一种血液净化方法。

二、血浆置换的适应证:肾脏疾病(血管炎、溶血尿毒综合征、新月体性 IgA 肾病等);风湿免疫性疾病(重症系统性红斑狼疮、重症过敏性紫癜、皮肌炎等);免疫性神经系统疾病(吉兰 - 巴雷综合征、重症肌无力等);消化系统疾病(急性肝衰竭等);血液系统疾病(血栓性微血管病、自身免疫性溶血性贫血、噬血细胞综合征等);自身免疫性皮肤疾病(天疱疮等);药物 / 毒物中毒。

三、为防止血液在体外管路和透析器发生凝固,一般需要在透析前和透析过程中注射肝素等抗凝药物。

四、血浆置换过程中和治疗期间存在下列医疗风险,可能造成严重后果,甚至危及生命:

1. 过敏和变态反应(大量血浆输入)。

2. 低血压。

3. 低钙血症。

4. 低钾血症。

5. 血行传播病毒感染。

6. 出血倾向。

7. 药物清除。

8. 血浆分离器或管路凝血。

9. 其他。

患者或其家属已接受医疗风险的告知,并要求接受血浆置换治疗。

患者签名_____

患者家属签名_____

家属与患者关系_____　　告知医师签名_____

日期____年___月___日　　日期____年___月___日

（五）腹膜透析治疗知情同意书

腹膜透析治疗知情同意书

姓名_____;性别_____;年龄_____岁;门诊(住院)号_____

1. 疾病诊断:_____。

2. 拟实施医疗方案名称　急性和慢性肾衰竭,病情危重,累及全身各器官。目前腹膜透析是肾脏替代治疗的方法之一。

3. 为何实施此操作

(1)急性肾衰竭:肾脏替代治疗方法之一,有助于潴留水分和毒素的清除,维持电解质、酸碱平衡,肾功能正常后可终止腹膜透析治疗。若腹膜透析由于各种原因被终止,需寻求其他的肾脏替代治疗手段,如血液透析或持续肾脏替代治疗(CRRT)。

(2)尿毒症:肾脏替代治疗方法之一,有助于潴留水分和毒素的清除,维持电解质、酸碱平衡,需要长期治疗。透析患者应按医嘱定期透析,如患者不及时透析,将加重尿毒症病情,严重者危及生命。若腹膜透析由于各种原因被终止,需寻求其他肾替代治疗手段,如血液透析和肾移植。

4. 拟实施医疗方案风险和注意事项　实施本医疗方案可能发生的医疗意外及并发症包括但不限于:

(1)腹膜炎及出口感染。

(2)腹透管周围渗漏。

(3)腹透管漂移。

(4)透析液流出不畅。

(5)腹痛、背痛。

(6)营养不良、代谢紊乱。

(7)腹膜硬化、腹膜功能下降导致不能维持有效透析。

(8)呼吸系统并发症,胸腔积液等。

(9)肾性骨病,消化道疾病,心血管病变。

(10)其他不可预知的意外。

5. 若放弃此项治疗可能引起的结果:_____。

6. 替代方案:_____。

患方声明:

1. 以上内容医师已向患方做了充分的解释,患方已经了解实施该医疗措施的必要性、步骤、风险、成功率之相关信息和不实施该医疗措施的风险;患方向医师提出问题和疑虑,已获得说明;患方已经了解该医疗措施可能是目前最适当的选择,但是其仍然存在风险且无法保证一定能够达到预期目的。

2. 紧急及意外情况处置授权:患方明白除了医师告知的危险以外,医疗方案实施中有可能出现其他危险或者预想不到的情况,在此也授权医师,在遇到紧急、危险或其他预料之外的情况时,按照医学常规予以处置。

基于以上声明,患方_____(填志愿或不同意)对患儿实施该项医疗措施。

患儿法定监护人/受委托人签名:　　　　签名者与患儿关系:

身份证号:

医师签名:_____;签名日期:_____年_____月____日